Ass.-Prof. Dr. med. Helmut Brusseé · Dr. med. Nina Valentin

Bluthochdruck im Griff

Ohne Medikamente zu Normalwerten

Ass.-Prof. Dr. med. Helmut Brusseé
Dr. med. Nina Valentin

Bluthochdruck im Griff

Ohne Medikamente zu Normalwerten

VERLAGSHAUS DER ÄRZTE

Mit freundlicher Unterstützung

Paul Hartmann GmbH
Medtronic GmbH
Gall Pharma
Mani Olivenöl

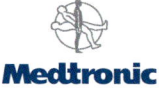
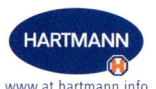
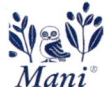
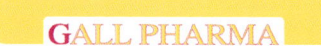

© Verlagshaus der Ärzte GmbH, Nibelungengasse 13, 1010 Wien
www.aerzteverlagshaus.at

1. Auflage 2013

ISBN: 978-3-99052-039-0

Umschlag: Lisa Hahsler, Deutsch-Wagram
Umschlagfoto: Bildagentur Waldhäusl
Satz: Andrea Malek, www.malanda-buchdesign.at
Projektbetreuung: Mag. Michael Hlatky
Druck & Bindung: Ferdinand Berger & Söhne GmbH. 3580 Horn
Printed in Austria

Vorwort –
Bluthochdruck im Griff

Der Bluthochdruck gehört zu den am meisten unterschätzten Erkrankungen der westlichen Industriegesellschaften. Grob geschätzt wird weit weniger als ein Drittel der an Hochdruck erkrankten Patienten suffizient behandelt. Folgekrankheiten wie Herzinfarkt, Schlaganfall, Erblindung, Nierenversagen oder die periphere arterielle Verschlusskrankheit bilden die Spur der Verwüstung, welche der Bluthochdruck in unserer Gesellschaft hinterlässt.

Bluthochdruck muss einerseits behandelt werden, andererseits muss verhindern, dass dieser überhaupt entsteht. Vorbeugung ist genauso wichtig, wie ein zeitgerechtes Erkennen und Intervenieren. Das vorliegende Buch folgt dem Motto: „Handeln ist wichtiger als behandelt zu werden". Während „der Hypertoniker die Welt regiert" (eine Zeit lang fühlt man sich mit höheren Blutdruckwerten aktiver), regiert er sie nicht lange…

Nicht zu unterschätzen sind die nichtmedikamentösen Möglichkeiten der Blutdruckbehandlung. Um dem Bluthochdruck den Kampf anzusagen, gibt es auch weitere Möglichkeiten, wie körperliche Bewegung, ausgeglichene, salzarme Ernährung, Senken des Körpergewichtes, aber auch Phytochemicals können genutzt werden. Zu diesen gehören Zwiebel, Knoblauch, Bärlauch, Löwenzahn, Mistel, Schokolade, Vitamin K sowie interessanterweise Kaffee und Alkohol (lesen Sie mehr darüber in diesem Buch!). Auch Stressmanagement, Meditation, Entspannungstechniken werden hier beschrieben.

Zahlreiche Patienten brauchen aber leider sogar eine Mehrfachkombination zur Erreichung normaler Blutdruckwerte und bei vielen ist auch das nicht ausreichend. Ein technisch einfacher Eingriff, welcher in der Lage ist, nachhaltig eine deutliche Blutdrucksenkung herbeizuführen, hat während der letzten Jahre Aufsehen erregt: die interventionelle sympathische Nierenarterien-Denervation (RDN).

Mehr als 50 Konzerne arbeiten derzeit an der Herstellung bzw. Entwicklung von Verfahren, die eine solche RDN ermöglichen. Über einen Katheter wird eine Sonde in die Nierenarterien vorgeschoben und mit diesem erfolgt eine Radiofrequenzverödung, der in der Gefäßinnenwand befindlichen sympathischen Nierenarteriennerven. Der Eingriff ermöglicht eine durchschnittliche Blutdrucksenkung um 20 mmHg. Zahlreiche zusätzliche Wirkungen wurden beobachtet, wie zum Beispiel eine Besserung des Diabetes mellitus. Der Eingriff ist weitgehend harmlos. Die Blockierung der sympathischen Nerven in den Nierenarterien führt zu einer Reduktion der renalen Salz- und Wasserretention und reduziert gesteigerte Reninausschüttung. Dadurch ergibt sich eine günstige Wirkung auf das Renin-Angiotension-Aldosteron-System.

Helmut Brusseé hat mit dem vorliegenden Werk einen Meilenstein für das Verständnis der RDN gesetzt. Das vorliegende Buch kann allen Ärzten, auch im niedergelassenen Bereich, empfohlen werden, da es Einblick gibt in eine neue Methode, deren Durchführung und damit verbundenen Möglichkeiten.

Univ.-Prof. Dr. Robert Gasser PhD

Inhalt

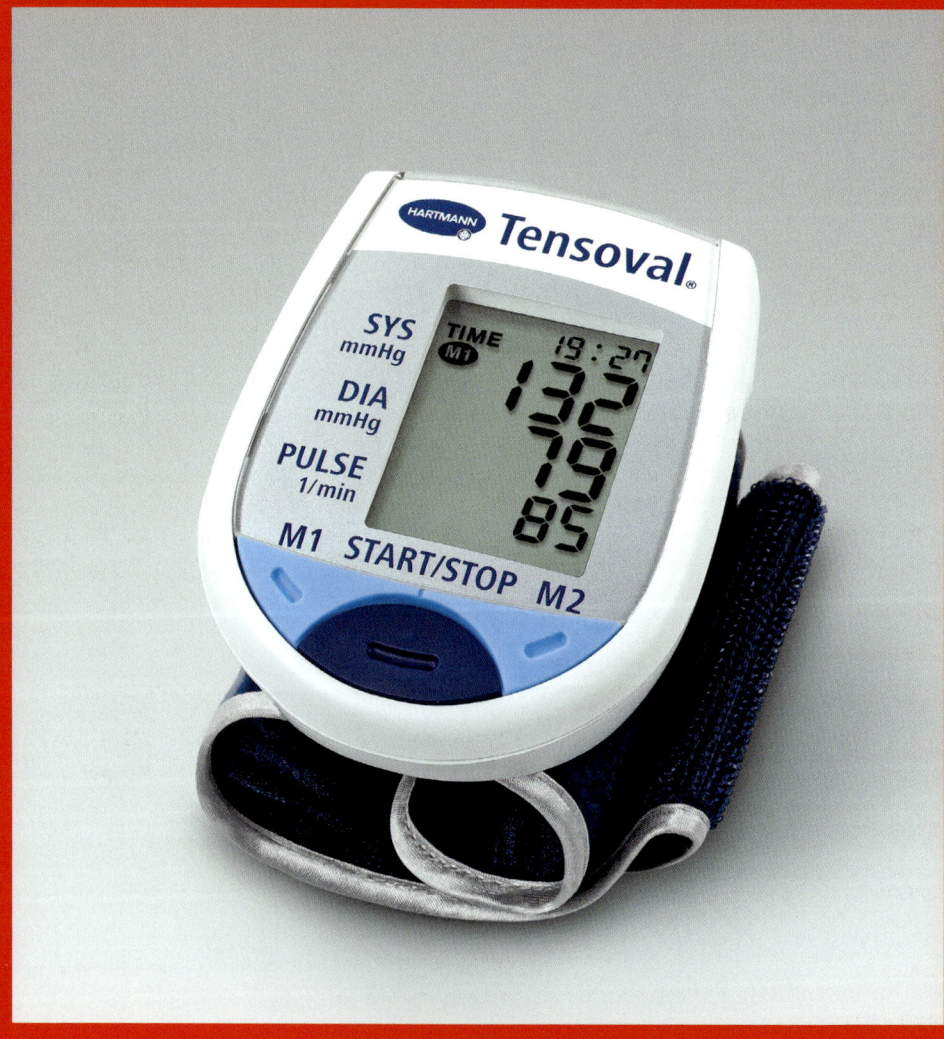

Allgemeines über den Blutdruck

Bluthochdruck tritt sehr häufig auf. Er steht an erster Stelle der Risikofaktoren, die für Krankheit und einen frühzeitigen Tod verantwortlich sind.

Die gute Nachricht bei Bluthochdruck ist, dass man dagegen etwas tun kann. Indem man seinen Lebensstil ändert und eine gesunde Lebensführung beibehält, kann man das Risiko für Herz-Kreislauf-Erkrankungen und Schlaganfälle deutlich reduzieren.

In den westlichen Industrieländern ist jeder Dritte von einem Bluthochdruck betroffen. In etwa 90–95 Prozent der Fälle gibt es keine erkennbare Ursache für einen Bluthochdruck. Ein normaler Blutdruck ist der beste Schutz für

- Herz,
- Gehirn,
- Niere,
- Augen.

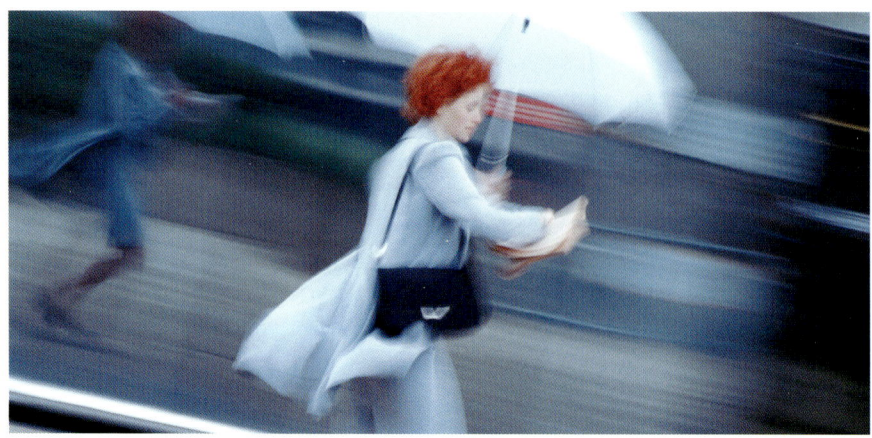

Entscheidend für die Entwicklung eines Bluthochdrucks ist unser Lebensstil. Wir bewegen uns in einer schnelllebigen Gesellschaft, wir stehen buchstäblich unter Druck, wir ernähren uns nicht sehr gesund, nehmen zu viel Salz zum Essen und legen an Gewicht zu. All das erhöht unseren Blutdruck.

Der Blutdruck hat etwas mit dem aufrechten Gang zu tun. Die meisten Hochdruckpatienten hätten einen normalen Blutdruck, wenn sie auf allen Vieren gehen würden. Hunde und Kühe haben keinen hohen Blutdruck.

Bis vor 50 Jahren wusste man noch nicht, dass es eine Erkrankung wie den Bluthochdruck überhaupt gibt, man konnte ihn nämlich gar nicht messen.

Dass etwa der Schlaganfall von Franklin D. Roosevelt auf seinen hohen Blutdruck zurückzuführen war, erkannten seine Ärzte damals noch gar nicht, man hielt seinen deutlich erhöhten Blutdruck für durchaus normal.

Es ist ein Mythos, dass nur alte Menschen an einem hohen Blutdruck leiden. Er betrifft, wie Stellungsuntersuchungen zeigen, bereits junge

Menschen – dann wird er als juveniler Hochdruck bezeichnet. In praktisch allen diesen Fällen besteht bei den Jugendlichen eine Adipositas (krankhaftes Übergewicht).

Wichtig ist die Früherkennung eines hohen Blutdrucks, denn wenn er einmal über einen längeren Zeitraum besteht, hält er sich selbst aufrecht. Durch die Früherkennung besteht zudem die Möglichkeit, eine Hochdruckkrankheit, bei der bereits erste Organschäden aufgetreten sind, zu verhindern.

Der Blutdruck ist die treibende Kraft für die Zirkulation des Blutes durch das Gefäßsystem des Körpers und damit für die lebenswichtige Durchblutung aller Organe verantwortlich.

Blutdruck ist der Druck, der in den Gefäßen des Körper- und Lungenkreislaufs herrscht, im eigentlichen Sinne jedoch der Druck in den Arterien. Es ist der Druck, mit dem das Herz das Blut durch die Gefäße des menschlichen Körpers pumpt. Er wird auf Herzhöhe gegen den Atmosphärendruck gemessen und in **mm Hg (Millimeter Quecksilbersäule)** angegeben. Hg steht dabei für die chemische Abkürzung von Quecksilber. Die Angabe in mm Hg wurde beibehalten, obwohl die neue SI-Maßeinheit für den Druck Pascal ist.

Dabei entspricht 1 Torr = 1 mm Quecksilbersäule ca. 133,3 Pa. Die Blutdruckangabe in mm Hg ist innerhalb der EU die gesetzliche Maßeinheit zur Blutdruckangabe.

Der Druck in den Blutgefäßen ist eng mit der Weit- bzw. Engstellung der Gefäße verknüpft.

Werden die Blutgefäße im großen Körperkreislauf eng gestellt, so muss das Herz gegen einen erhöhten Widerstand Kraft aufwenden, um das mit Sauerstoff angereicherte Blut in den Kreislauf des Körpers zu transportieren. Dabei steigt der Blutdruck und damit auch die Herzleistung. Werden hingegen die Gefäße weiter gestellt, sinkt demnach die Herzleistung und damit wiederum der Blutdruck.

Bleiben die Gefäße dauerhaft eng gestellt, dann bleibt auch der Blutdruck ständig erhöht.

Bei der Blutdruckmessung werden im Allgemeinen zwei Werte angegeben, nämlich der erste oder systolische Wert (der durch die Herzsystole gemessene Höchstwert) und ein zweiter diastolischer Wert (der minimale Wert während der Entspannung des Herzens oder der Herzdiastole). Dieser zweite Wert entspricht dem verbleibenden Druck in der Aorta, nachdem das während der Systole des Herzens ausgestoßene Blutvolumen abgeflossen ist.

Anders ausgedrückt: Der systolische Druck gibt an, wie stark der Druck in den Arterien ist, während das Herz pumpt. Der diastolische Druck gibt an, wie stark der Druck in den Gefäßen ist, während das Herz nicht pumpt oder erschlafft ist.

Stress, Störungen im Hormonhaushalt, erbliche Faktoren, Erkrankungen der Niere und Schilddrüse, Übergewicht und gewisse Formen von Herzerkrankungen können Ursache eines erhöhten Blutdruckes sein. Man spricht dann von einem sekundären Bluthochdruck oder von einem Bluthochdruck, bei dem eine Ursache nachweisbar ist.

Bei etwa 95 Prozent der Fälle lässt sich eine definitive Ursache jedoch nicht nachweisen und man spricht dann von einem „essentiellen Bluthochdruck". Das heißt, bei dem überwiegenden Teil der Patienten mit einem nachgewiesenen Bluthochdruck lässt sich eine bestimmte Ursache nicht dingfest machen.

Bei einem primären (oder essentiellen) Bluthochdruck kommt es durch eine genetische Prädisposition in einem Zusammenspiel mit Umweltfaktoren zu einem erhöhten Blutdruck.

Im menschlichen Erbgut sind etwa 28 Stellen am Chromosom 1 an der Blutdruckregulation beteiligt. Diese Gene steuern die Gefäßweite und die Ausscheidung von Salz über die Niere.

Hoher Blutdruck kommt in gewissen Familien gehäuft vor. Man nimmt heute an, dass bei 50 Prozent aller Patienten mit einem hohen Blutdruck eine erbliche Anlage mitbeteiligt ist. Durch eine Reduktion der Risikofaktoren lässt sich trotz genetischer Belastung der Ausbruch einer manifesten Hypertonie in vielen Fällen verhindern.

Bei den betroffenen Familien findet man bereits im Kindesalter feine Regulationsstörungen, allerdings noch ohne hohen Blutdruck. Der Hochdruck manifestiert sich dann meist zwischen dem 3. und 5. Lebensjahr-

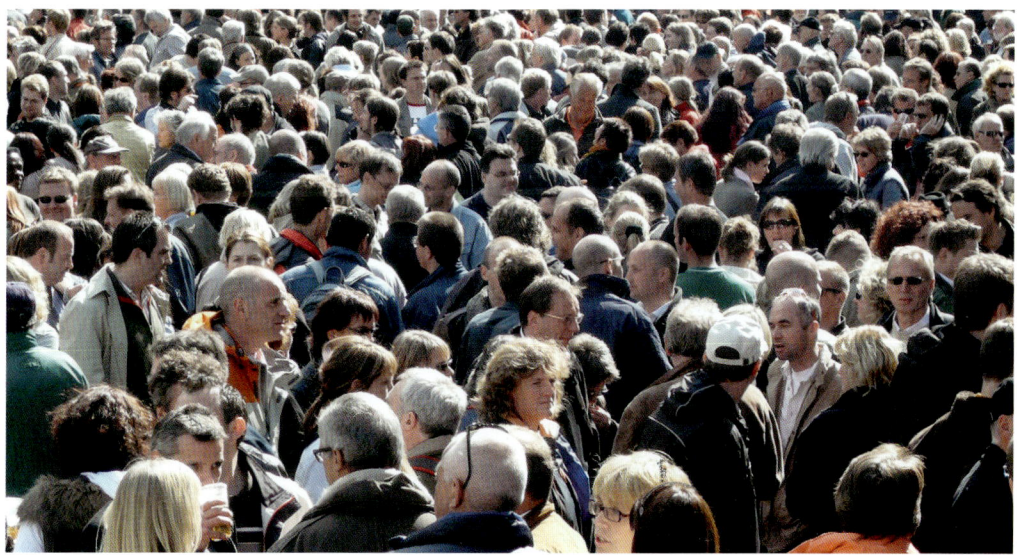

zehnt, ausgelöst durch verschiedene Verhaltensweisen oder Expositionen wie Lärm, Schichtarbeit, Stress, Rauchen, Suchtmittelkonsum usw. Ein wichtiger Auslöser für hohen Blutdruck (darüber hinaus auch für Diabetes Typ II, Fettstoffwechselstörungen und gewisse Krebserkrankungen) ist das deutlich erhöhte Körpergewicht. Etwa 60 Prozent aller Hypertoniker sind übergewichtig.

Ein chronisch erhöhter Alkoholkonsum kann ebenfalls Ursache einer schweren Hypertonie sein. Bei diesen Patienten kann sich durch eine Alkoholreduktion (am besten wäre ein vollständiger Verzicht auf alkoholische Getränke) der Blutdruck wieder völlig normalisieren.

Auch psychische Faktoren spielen eine wichtige Rolle bei der Entstehung von Bluthochdruck. Die Patienten stehen buchstäblich unter hohem innerlichen (nicht nur in den Gefäßen) und/oder äußerlichen Druck. Dieser psychische Druck entsteht durch die Reaktion auf äußere Stressoren oder durch verinnerlichte Probleme und Konflikte, die nicht nach außen getragen oder verarbeitet werden.

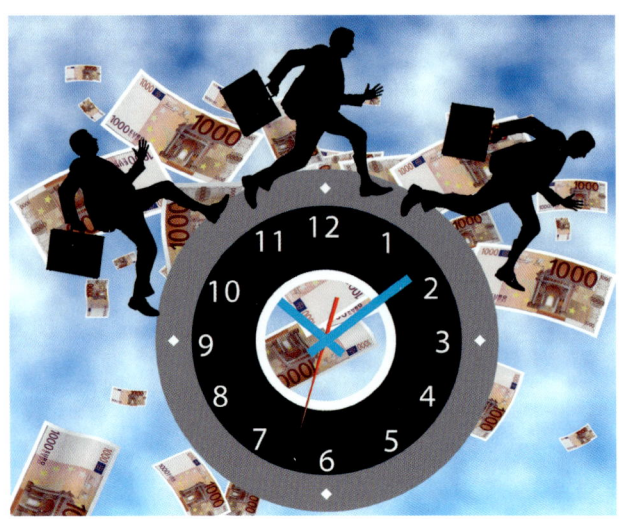

Eine gesunde Reaktion auf diese Stressoren wäre es, den entstehenden Druck abzubauen, entweder durch körperliche Aktivitäten oder durch eine Stellungnahme zu und/oder Auseinandersetzung mit den Problemen.

Normalwerte

Der Normalwert des systolischen Blutdruckes beträgt 120 mm Hg oder 16 kPa. Er erhöht sich im Alter durch eine Verminderung der Gefäßelastizität. Der Normalwert des diastolischen Druckes beträgt um die 80 mm Hg oder 10,7 kPa.
Beide Werte werden als 120/80 mm Hg (gesprochen 120 zu 80 mm Hg) angegeben.

Ein Wert von 120/80 mm Hg entspricht einem optimalen, normalen Blutdruckwert. Optimal bedeutet in diesem Zusammenhang, dass bei diesem Wert das geringste Risiko für Folgeerkrankungen besteht. Das gilt für alle Altersklassen.
Ein bei wiederholter Messung ständig erhöhter Druck von 140/90 mm Hg ist ein manifester Bluthochdruck (Hypertonus). Die Grenze von 140/90 mm Hg gilt dabei ohne Altersbeschränkung von 18 bis 80 Jahre.

Werte über 140–159/90–94 mm Hg werden heute nicht mehr als Grenzwerthypertonie gesehen, sondern gelten bereits eindeutig als hyperton. Das heißt, dass alle Werte über 140/90 mm Hg behandelt werden müssen.

Sind die Werte niedriger als **130/80 mm Hg**, ist alles in Ordnung. Werte von **140/90 mm Hg** gelten als etwas zu hoch, aber durchaus als noch normal.

Wichtig: Für das Risiko, das mit einem erhöhten Blutdruck einhergeht, ist sowohl der systolische als auch der diastolische Blutdruck von Bedeutung.

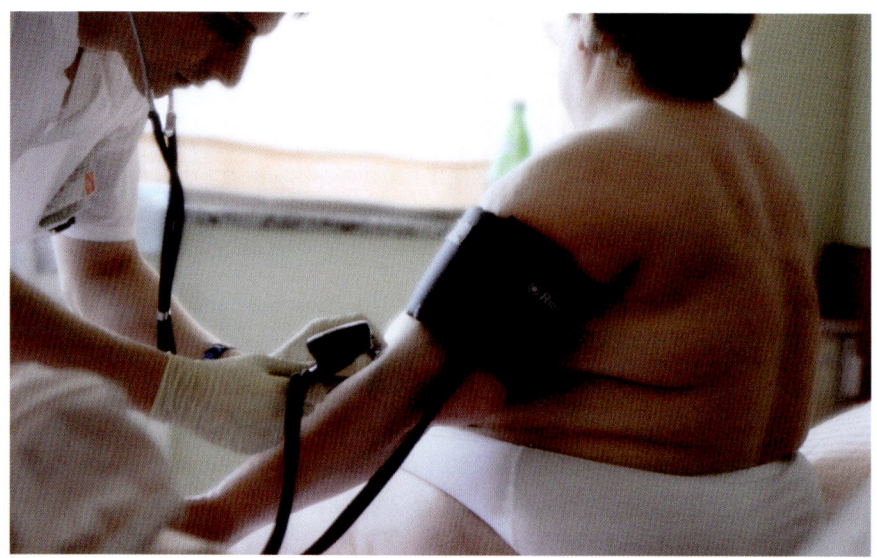

Bei wiederholten, jedoch noch reversiblen RR-Erhöhungen mit Werten zwischen 140 und 160 mm Hg bzw. systolisch 90 und 95 mm Hg diastolisch spricht man von einem labilen arteriellen Hypertonus. Besteht ein hoher Blutdruck über einen längeren Zeitraum, ist er nicht mehr reversibel!

Einteilung des Schweregrades eines Bluthochdrucks nach den diastolischen Werten (gemäß der WHO – Weltgesundheitsorganisation)	
Blutdruck (mm Hg)	**Form**
90 – 94	Sogenannte Grenzwerthypertonie Prähypertonie
95 – 104	Milde Hypertonie
105 – 114	Mittelschwere Hypertonie
Höher als 115	Schwere Hypertonie

Regulation des Blutdruckes

Der Blutdruck ist die treibende Kraft für die Zirkulation des Blutes durch das Gefäßsystem des Körpers und damit zuständig für die Durchblutung aller Organe.

Die Regulation des Blutdruckes ist ein komplexes biologisches, negativ-rückgekoppeltes Regelsystem, ein Zusammenspiel von Hormonen und dem vegetativen Nervensystem. Damit wird sowohl der normale Blutdruck eingestellt als auch die Anpassung des Blutdrucks an akute Änderungen reguliert, wie etwa die Lageänderung vom Liegen zum Stehen – die sogenannte orthostatische Belastung. Beim Bluthochdruck bestehen Störungen in diesen Regelkreisen.

Die Akutanpassung erfolgt überwiegend über zentrale (sympathische und parasympathische) Kreislaufzentren, die über Rezeptoren im Kreislauf Informationen über die aktuellen Druckwerte erhalten. Dieses zentrale Kreislaufzentrum passt über Änderungen der Herzfrequenz, der Herzkraft und des Tonus der Gefäße den Blutdruck den jeweiligen Bedürfnissen des Körpers an.

Mittel- und längerfristige Anpassungen erfolgen durch eine Überlagerung anderer Regulationsmechanismen, wie das Renin-Angiotensin-Aldosteron-System und die Volumenregulation.

Der Blutdruck ist hauptsächlich von zwei Faktoren abhängig: Einerseits vom Zeitvolumen (Herzleistung), andererseits vom Gefäßwiderstand, der wiederum abhängig ist von der Wandelastizität und andererseits vom Wandtonus der Gefäße.

Druck- und Chemorezeptoren, Kreislaufzentren im Gehirn und deren vasomotorische (sympathische und parasympathische) Efferenzen regulieren den Blutdruck im Zusammenspiel mit Hormonen aus der Niere und dem Nebennierenmark. Weiters spielen bei der Regulation des Blutdrucks Hormone aus der Niere und dem Nebennierenmark eine entscheidende Rolle.

Durch Veränderung der Herzkraft, der Herzfrequenz und des Tonus der Gefäße (beeinflusst durch lokale Metabolite) wird der Blutdruck den jeweiligen Erfordernissen des Organismus (Ruhe oder Belastung) angepasst.

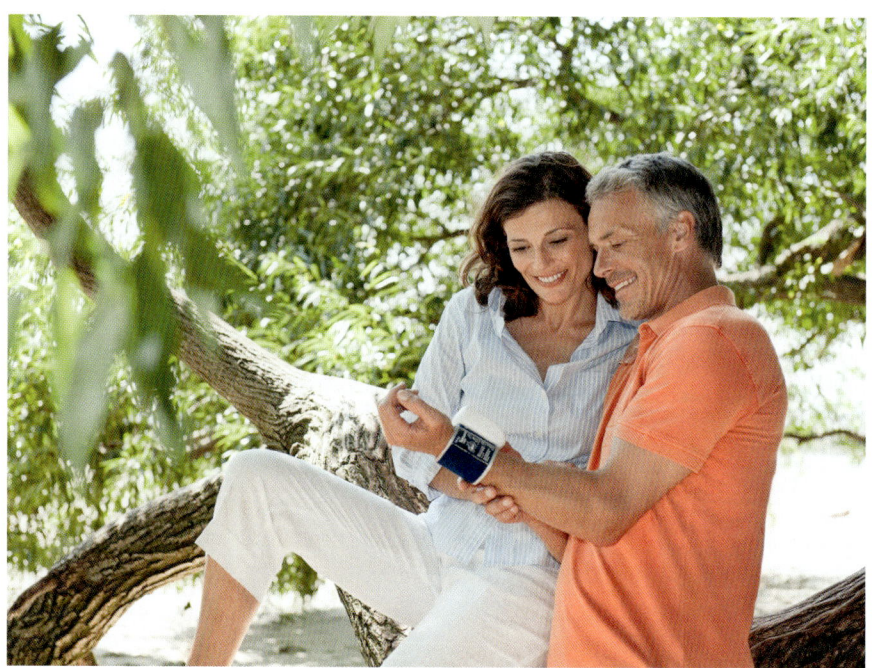

Epidemiologie

Das Auftreten der Hypertonie zeigt eine starke Variation, und sie ist von vielen Faktoren abhängig, wie zum Beispiel Rasse, geographische Faktoren (Industrieländer oder Entwicklungsländer) oder dem Alter.

Mit dem Alter kommt es häufig zu einer Zunahme des Blutdrucks, bedingt durch die Zunahme der Steifigkeit des Gefäßsystems. Betroffen davon ist meist der systolische Blutdruck. Daher spricht man dann auch von einer isolierten systolischen Hypertonie. Diese Zunahme beobachtet man jedoch nicht in Afrika, nicht im pazifischen Raum und auch nicht bei allen Personen in den Industrieländern.

Studien der Weltgesundheitsorganisation (WHO) bezüglich des Auftretens der Hypertonie zeigten in verschiedenen geografischen Regionen erhebliche Unterschiede. So lag die Rate der Hypertonieerkrankungen in Katalonien für Männer bei 6,3 Prozent und für Frauen bei 3,6 Prozent. In Finnland (Kuopio) betrug sie für Männer 42,4 Prozent und für Frauen 31,1 Prozent.

Nach Daten aus Italien liegen die Blutdruckwerte von Nonnen signifikant niedriger als bei Frauen vergleichbaren Alters. Vergleichbare Untersuchungen für Ordensmänner liegen nicht vor. Ein Klostereintritt ist aber für die Therapie des Blutdrucks nicht notwendig, es genügt, das Gewicht zu normalisieren und mit dem Rauchen aufzuhören.

In Österreich leiden – bei etwa gleicher Verteilung zwischen Frauen und Männern – etwa drei Millionen Menschen an einem erhöhten Blutdruck, das heißt etwa jeder Vierte (die Prävalenz liegt daher, ähnlich wie in der Bundesrepublik Deutschland, bei etwa 20–25 Prozent).

Bei älteren Menschen (älter als 65 Jahre) ist, bedingt durch die im Alter zunehmende Versteifung der Blutgefäße, sogar jeder Zweite betroffen.

Da in Zukunft, bedingt durch eine erhöhte Lebenserwartung, mehr Menschen über 65 Jahre alt werden, wird sich der Anteil von Personen mit erhöhtem Blutdruck sogar noch deutlich erhöhen.

Bei Personen mit erhöhtem Blutdruck spielt das sogenannte 50-Prozent-Problem eine wesentliche Rolle. Bedingt durch die am Beginn des hohen Blutdrucks geringen Beschwerden, wissen von allen Personen, die einen arteriellen Hypertonus aufweisen, nur rund 50 Prozent, dass sie einen erhöhten Blutdruck haben. Von diesen 50 Prozent werden wiederum nur etwa 50 Prozent behandelt und von diesen behandelten Patienten sind wiederum nur etwa 50 Prozent adäquat therapiert. Das heißt, dass der Anteil der effektiv behandelten Personen mit einem erhöhten Blutdruck verschwindend gering ist.

Bei Frauen ist ein hoher Blutdruck vor den Wechseljahren weniger häufig als bei Männern. Weibliche Sexualhormone sind Schutzfaktoren, nicht nur für die Entwicklung einer Gefäßverkalkung (Atherosklerose), sondern auch für einen hohen Blutdruck. Mit den Wechseljahren kehrt sich das jedoch um, sodass Frauen mit etwa 65 Jahren die Männer mit den Risikofaktoren eingeholt haben.

Blutdruck und Wetter

Nach einer Untersuchung französischer Wissenschaftler sind die diastolischen Blutdruckwerte in der kälteren Jahreszeit (Engerstellung der Gefäße) um etwa 5 mm Hg höher als in der warmen Jahreszeit. Das würde bedeuten, dass es im Winter mehr diagnostizierte Hypertoniker gibt als im Sommer. Die Bedeutung dieser Beobachtung bleibt unklar, sie zeigt aber, wie variabel der Blutdruck als biologische Größe sein kann.

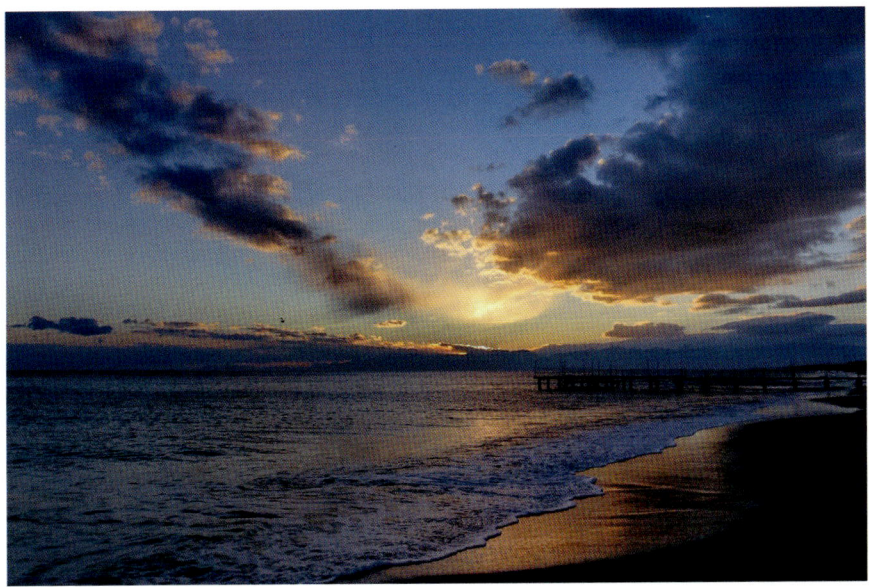

Ursachen des Bluthochdrucks

In 95 Prozent der Fälle lässt sich eine definitive Ursache des Blutdrucks nach derzeitigem Wissensstand nicht nachweisen. Man bezeichnet diesen Bluthochdruck dann als sogenannten „essentiellen" Hypertonus.
Bei erhöhtem Blutdruck spielen die Umwelt und Gene eine Rolle. Es ist erst im Ansatz bekannt, welche Gene das System des Blutdrucks steuern.

Es scheint dabei ein genetisch bedingter Defekt in der Niere vorhanden zu sein, durch den die Niere nicht in der Lage ist, das Natrium wieder aus dem Körper auszuscheiden. Als Gegenregulation wird über die Bildung eines natriuretischen Faktors die Natrium-Kalium-ATPase in der Niere und in den peripheren Gefäßen gehemmt. Dadurch wird die Natriumausscheidung in der Niere erhöht, aber gleichzeitig werden auch die peripheren Gefäße eng gestellt. Das führt dann in der Folge zu einem dauerhaft erhöhten Blutdruck.

Verschiedene externe Faktoren können bei dieser genetischen Vorbelastung den Mechanismus noch verstärken. Dazu gehören folgende Faktoren:

- erhöhte Kochsalzzufuhr (NaCl),
- Nikotinmissbrauch,
- Alkoholmissbrauch,
- Übergewicht,
- Disstress,
- starker Kaffeegenuss.

In Ländern mit hohem Kochsalzverbrauch, wie zum Beispiel in Japan (etwa 20–30 g/Tag), leidet jeder Zweite an einem Bluthochdruck. In Europa (10–15 g/Tag) nur jeder Vierte. Allerdings ist für die blutdrucksteigernde Wirkung des Natriums nicht nur allein der Kochsalzkonsum verantwortlich. Dieser Zusammenhang gilt vor allem für stark übergewichtige (adipöse) Hypertoniker (antinatriuretische Mechanismen, Hyperinsulinusmus, Aktivierung des sympathischen Nervensystems).

Nikotinmissbrauch

Bei mehr als 20 Zigaretten pro Tag wird das Rauchen zum eigenständigen Risikofaktor für einen Bluthochdruck. Die Ausschüttung von Stresshormonen mit Zunahme der Herzfrequenz und Engstellung peripherer Gefäße spielt hierbei die Hauptrolle.

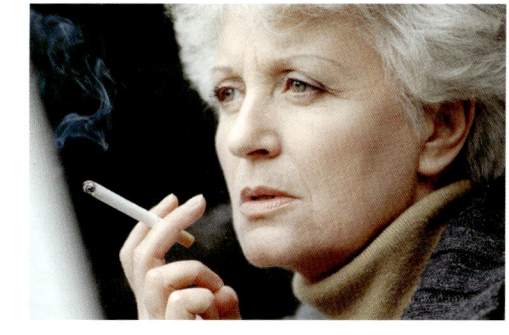

Daneben ist der Nikotinmissbrauch ein wichtiger Co-Faktor vor allem im Zusammenhang mit weiteren Risikofaktoren wie Kaffee und Alkohol.

Das Rauchen begünstigt darüber hinaus eine Gefäßverkalkung (Arteriosklerose) und führt damit zu einer Versteifung der Gefäße durch den Verlust an Elastizität. Diese starren Gefäßwände wirken sich hauptsächlich auf den systolischen Blutdruck aus und führen zu einer isolierten systolischen Hypertonie.

Bisher gibt es keine Methode, die eine deutliche Überlegenheit in der Nikotinentwöhnung zeigt. Weder Akupunktur, Kaugummi, Hypnose, noch Medikamente und Verhaltenstherapie zeigen bei allen Patienten einen Dauererfolg. Sie können aber individuell von sehr großem Nutzen sein und die Motivation, mit dem Rauchen aufzuhören, unterstützen.
Nach wie vor ist die Schluss-Punkt-Methode, nämlich das sofortige Beenden des Zigarettenkonsums, die beste und zielführendste Art, das Rauchen aufzugeben.

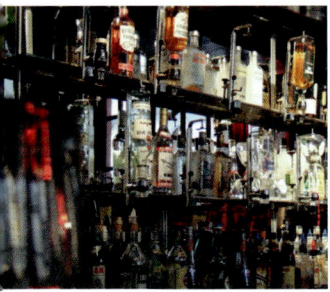

Alkohol

Nach der Zufuhr von 50 g reinem Alkohol, das entspricht etwa 1 bis 1,5 l Bier bzw. 0,5 bis 0,75 l Wein pro Tag, kann der Blutdruck im Mittel um etwa 10 mm Hg systolisch und 5 mm Hg diastolisch ansteigen. Dieser Effekt hält etwa eine Stunde an und wird durch Zigarettenrauchen zusätzlich verstärkt.

Kaffeekonsum

Weniger als fünf Tassen Kaffee pro Tag beeinflussen den Blutdruck nur vorübergehend und nicht auf Dauer. Auch hier wird der Effekt durch den gleichzeitigen Konsum von Zigaretten verstärkt.

Stress

Die blutdrucksteigernde Wirkung von Stress ist im Einzelfall zu beurteilen. Allgemein gilt, dass ein Disstress (negativer Stress) auch negative Auswirkungen auf den Blutdruck hat.

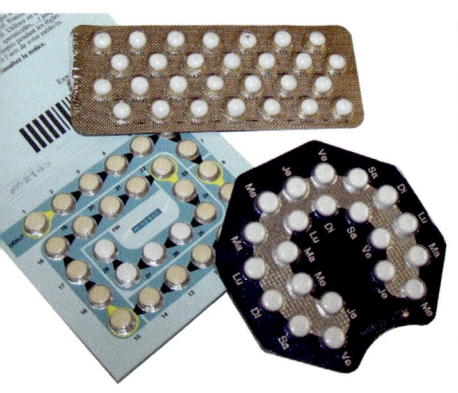

Die Pille

Fünf Prozent aller Frauen, die die Pille (Antikonzeptiva) einnehmen, entwickeln nach fünf Jahren einen hohen Blutdruck. Offensichtlich spielt der Östrogengehalt des Präparates dabei eine wichtige Rolle. Das Absetzen des Präparates führt in der Regel wieder zur Normalisierung des Blutdrucks.

Symptome
des hohen Blutdrucks

Tückisch am Hochdruck ist, dass er zunächst keine oder nur unbestimmte Symptome zeigt. Diese Symptomarmut besteht oft über Jahre. Bluthochdruck wurde deshalb lange Zeit als „silent killer" bezeichnet.

Leider besteht daher oft eine mangelnde Krankheitseinsicht und damit einhergehend eine geringe Therapiemotivation, da keine unmittelbaren körperlichen Beeinträchtigungen auftreten.

Daher ist die Diagnose eines Bluthochdrucks schwierig, und umso wichtiger ist daher die regelmäßige Blutdruckmessung.

Hinweise auf das Vorliegen eines hohen Blutdrucks können besonders in den Morgenstunden Kopfschmerzen und/oder Schwindel sein. Die Kopfschmerzen sind dabei häufig im Hinterhaupt lokalisiert.

Schnarchen kann ebenfalls ein Alarmzeichen für hohen Blutdruck sein. Hypertoniker schnarchen nach Untersuchungen häufiger als Nichthypertoniker. Schnarcher sollten daher unbedingt ihren Blutdruck messen lassen. Schnarcher sind darüber hinaus häufiger übergewichtig, und Schnarchen ist ein wichtiger Risikofaktor für einen Herzinfarkt oder einen Schlaganfall.

Ein besonders hohes Risiko ist beim Schlaf-Apnoe-Syndrom gegeben. Hier kommt es während des Schlafes und während der Schnarchattacken zu unterschiedlich lang dauernden Atemstillständen. Dieses Krankheitsbild geht mit einer besonders schweren Hypertonie in den Nachtstunden einher.

Da die meisten Patienten mit einer essentiellen Hypertonie eine „milde" Form haben (etwa 85 Prozent), sind die meisten auch lange Zeit beschwerdefrei oder haben nur geringe, zumeist uncharakteristische Beschwerden.

Mit dem Anstieg des Blutdrucks durch zusätzliche Belastungen können Kopfschmerzen, Schwindel, Sehstörungen, vermehrtes Schwitzen, Belastungsdyspnoe, Herzrhythmusstörungen, Brustschmerzen sowie Tachykardien auftreten.

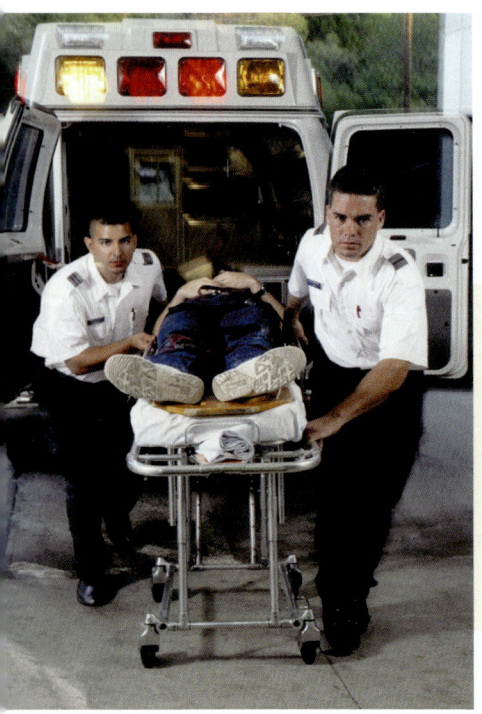

Bei krisenhaftem Blutdruckanstieg (hohe Werte bzw. rascher Anstieg) können lebensbedrohliche Symptome auftreten, wie zum Beispiel Vernichtungsschmerzen hinter dem Brustbein, Schocksymptome, Bewusstseinsstörungen, Zeichen eines Schlaganfalles oder tiefe Bewusstlosigkeit.

Wichtig:
Bei folgenden Symptomen spricht man von einer Hochdruckkrise. Es besteht Lebensbedrohung!

Übelkeit, Schwindel, Sehstörungen, Nasenbluten, Luftnot, Angina pectoris, Kopfschmerzen, Benommenheit.

Bei lange Zeit bestehendem Bluthochdruck kommt es durch Sekundärschäden an verschiedenen Organen zu folgenden Symptomen: Angina pectoris, TIA (transitorische ischämische Attacke – Durchblutungsstörung des Gehirns), Claudicatio intermittens („Schaufensterkrankheit), Herzschwäche.

Hinweise auf das Vorliegen eines essentiellen Hypertonus (95 Prozent aller Patienten mit einem Bluthochdruck) sind: Familienanamnese (Befragung hinsichtlich Erkrankungen im Verwandtenbereich), langsamer RR-Anstieg in der zweiten Lebenshälfte.

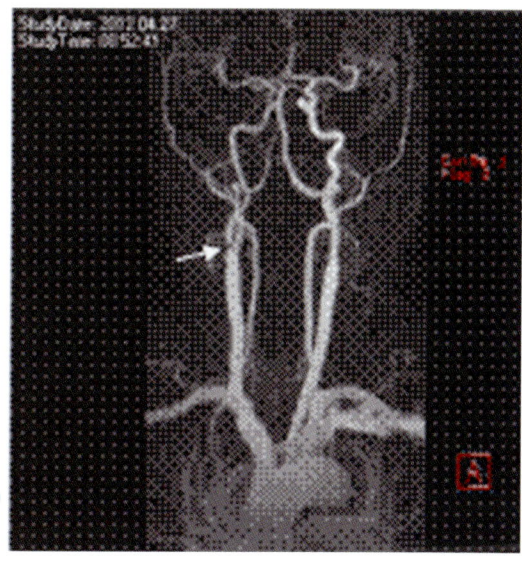

Symptome einer beginnenden Herzschwäche sind Atemnot unter Belastung.

Tritt ein Hochdruck akut auf oder handelt es sich um einen rasch zunehmenden Hochdruck, dann besteht der Verdacht auf einen sekundären Hypertonus (etwa fünf Prozent aller Hypertoniker).

Gefahren des hohen Blutdrucks

Das größte Problem ist nach wie vor die Verharmlosung des Bluthochdrucks in der Bevölkerung und bei den Betroffenen.

Hoher Blutdruck, das ist in der Allgemeinbevölkerung weit verbreitet, klingt harmlos – ist es aber nicht!

Der Früherkennung eines hohen Blutdrucks kommt ein besonderer Stellenwert zu, damit der Blutdruck frühzeitig erkannt und therapiert werden kann. Einen situationsbezogenen hohen Blutdruck sollte man durch wiederholte Messungen dabei ausschließen.

Merke: Der Grundstein für Langzeitschäden durch einen hohen Blutdruck wird bereits in jungen Jahren gelegt, die Folgekrankheiten treten erst später, eventuell Jahrzehnte später auf.

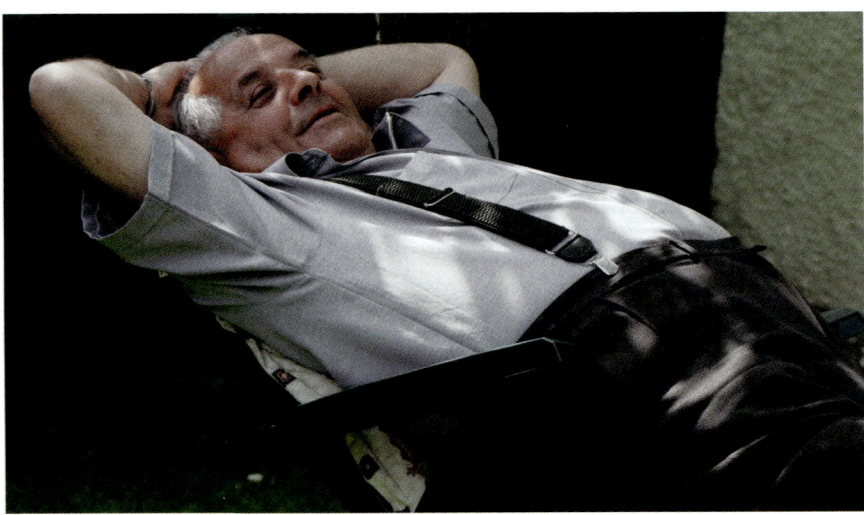

Schon im mittleren Lebensalter führen die bekannten Risikofaktoren wie anhaltender Stress, Übergewicht und chronischer Bewegungsmangel sowie zu hoher Salzkonsum zu Versteifungen der Blutgefäße. Diese Veränderungen kann man schon frühzeitig durch die Analyse der Pulswellengeschwindigkeit medizinisch-diagnostisch nachweisen.

Folgeschäden eines hohen Blutdrucks sind

- eine hypertensive Herzerkrankung mit der Entwicklung einer Herzinsuffizienz,
- Nierenschäden,
- neurologische Folgeschäden mit Schlaganfällen bis hin zur Hirnmassenblutung,
- Herzinfarkt,
- Aortendissektion,
- Demenz.

Hoher Blutdruck ist der Hauptrisikofaktor für einen Schlaganfall. Ein Schlaganfall ist eine der schrecklichsten Katastrophen im Leben eines Menschen.

Wird ein hoher Blutdruck nicht behandelt, verkürzt er das Leben erheblich. Ein 35-jähriger Mann ohne Hypertonie hat eine durchschnittliche Lebenserwartung von etwa 76,5 Jahre. Bei einem dauerhaft erhöhten Blutdruck von 150/100 mm Hg verkürzt sich die Lebenserwartung um 16,5 Jahre auf rund 60 Jahre.

Ein hoher Blutdruck bereitet den Betroffenen meist über viele Jahre keine nennenswerten Beschwerden. Trotzdem werden viele Organe wie Herz, Gehirn und Nieren dabei massiv und irreversibel geschädigt.

Hochdruck ist ein stiller, weil meist ohne wesentliche Symptome einhergehender, unsichtbarer Killer.

Die bis zum Jahr 2020 laufende Studie „The Global Burden Of Diesease Study" geht der Frage nach: Was sind die häufigsten Erkrankungen auf der Welt und an welchen Erkrankungen stirbt der Mensch weltweit?

Im Dezember 2012 wurden die ersten Zwischenergebnisse dieser Studie (GBDS 2010) in einer renommierten medizinischen Zeitschrift, nämlich „The Lancet", publiziert. Die Zeitschrift widmete eine ganze Ausgabe dem Ergebnis dieser Untersuchung. 486 Autoren aus 50 Nationen haben mehr als fünf Jahre lang Daten zur Gesundheit von Millionen Menschen ausgewertet.

Nach diesem Bericht ist hoher Blutdruck die weltweit größte Gesundheitsgefahr, gefolgt von Rauchen und Alkohol. Nach den Statistiken starben 2010 weltweit mehr als neun Millionen Menschen (genau 9,4 Millionen) an den Folgen von Bluthochdruck, 6,3 Millionen Menschen an den Folgen von Rauchen und fünf Millionen durch übermäßigen Alkoholkonsum.

Weltweit stirbt einer von vier Menschen an einer Herzerkrankung oder einem Schlaganfall. Insgesamt sind das 12,9 Millionen Menschen. Auch hier spielt der Blutdruck eine wesentliche Rolle.

Es sind also die zunehmenden Belastungen durch Risikofaktoren, die bei Erwachsenen zu chronischen Erkrankungen wie Bluthochdruck, Herzerkrankungen, Krebs und Diabetes mellitus führen. Das Positive am Ergebnis dieser Studie ist, dass diese Risikofaktoren kein Schicksal sind, sondern dass man dagegen etwas unternehmen kann.

In den letzten zehn Jahren ist Fettleibigkeit (Adipositas), die ebenfalls mit erhöhtem Blutdruck vergesellschaftet ist, in den meisten Regionen der Welt zum wachsenden Problem geworden. Fettleibigkeit steht nun am sechsten Platz in der Hitliste der Todbringer. Mehr als drei Millionen Todesfälle waren auf einen erhöhten Body-Mass-Index (BMI) zurückzuführen.

Der BMI
Der BMI ist das Körpergewicht dividiert durch das Quadrat der Körpergröße in Meter. Er liegt normalerweise zwischen 20 und 25.

Beschämend ist ein weiteres Ergebnis dieser Studie, nämlich der Tod durch Hunger im Kindesalter. 1990 starben demnach 2,3 Millionen Kinder an Unterernährung, 20 Jahre später immer noch 860 000 Kinder.

Geht ein erhöhter Blutdruck mit Übergewicht einher, so ist unbedingt auf eine versteckte oder sich anbahnende Zuckerkrankheit zu untersuchen und nach einer Fettleber zu fahnden. Erhöhter Blutdruck kann auch bei noch normalem Gewicht bereits eine verminderte Zuckerverwertung (verminderte Glucosetoleranz) mit sich bringen. Nach Glucosezufuhr reagieren alle Hypertoniker mit einer erhöhten Insulin-Ausschüttung ins Blut.

Ein großes gesundheitspolitisches und gesundheitsökonomisches Problem in den Industriestaaten stellt heute und in Zukunft die Alzheimer-Demenz dar. Nach dem Ergebnis einer ebenfalls vor kurzem publizierten Untersuchung ist hoher Blutdruck ein wesentlicher Faktor bei der Entstehung einer Demenz.

Forschungen haben gezeigt, dass schon in jungen Jahren ein hoher Blutdruck dem Gehirn Schaden zufügen kann. Es scheint so zu sein, dass das Gehirn eines 40-Jährigen mit Bluthochdruck (schon ab Werten von 140/90 mm Hg) sieben Jahre „älter" ist als das Gehirn eines gleichaltrigen ohne hohen Blutdruck.

Im Fachblatt „The Lancet Neurology" wurden die Informationen über den Zusammenhang von hohem Blutdruck und Demenz veröffentlicht. Erhoben wurden die Daten am Alzheimer's Disease Center der University of California. Analysiert wurden die Blutdruckwerte und Gehirnscans von 579 Personen. Alle Teilnehmer waren zwischen 19 und 63 Jahren alt und stammten aus der Framingham Heart Study – einer der wichtigsten Studien rund um Herzkrankheiten.

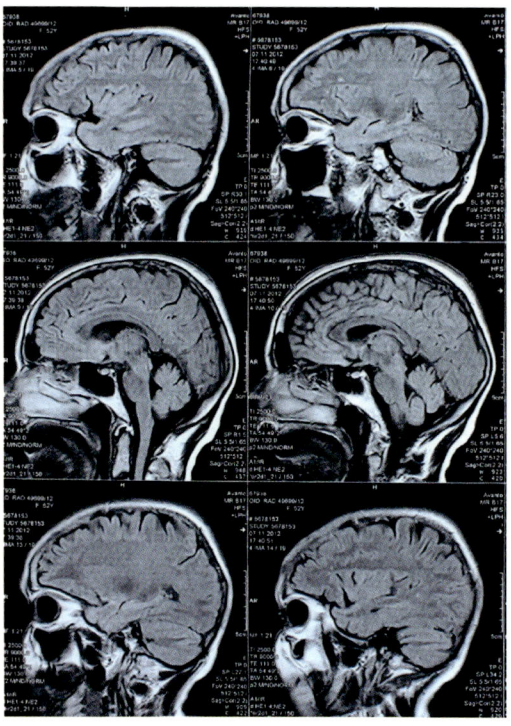

Anzeichen einer früheren Alterung wurden im Gehirn-Scan von Teilnehmern mit erhöhtem Blutdruck im Vergleich zu Probanden mit normalem Blutdruck gefunden. Betroffen waren sowohl die weißen Substanzen, in der die Leitungsbahnen liegen, als auch die graue Substanz, in der sich die Nervenzellen befinden.

Veränderungen wurden dabei bereits bei Probanden gefunden, bei denen nur ein leicht erhöhter Blutdruck nachweisbar war. Je höher der Blutdruck, desto ausgeprägter waren diese Veränderungen.

Einer der Autoren der Studie, Charles De Carli, betonte, wie wichtig es ist, seinen Blutdruck schon in jungen Jahren zu kennen, um die Gesundheit seines Gehirns im Alter zu beeinflussen, vor allem deshalb, weil diese Hirnveränderungen schon Jahrzehnte vor einer Demenz auftreten können.

Vorteile der Blutdrucksenkung
- Verhinderung einer Herzschwäche
- Verhinderung eines Schlaganfalls
- Verhinderung einer Gefäßverkalkung und damit Verhinderung eines Herzinfarkts
- Verhinderung einer Demenz

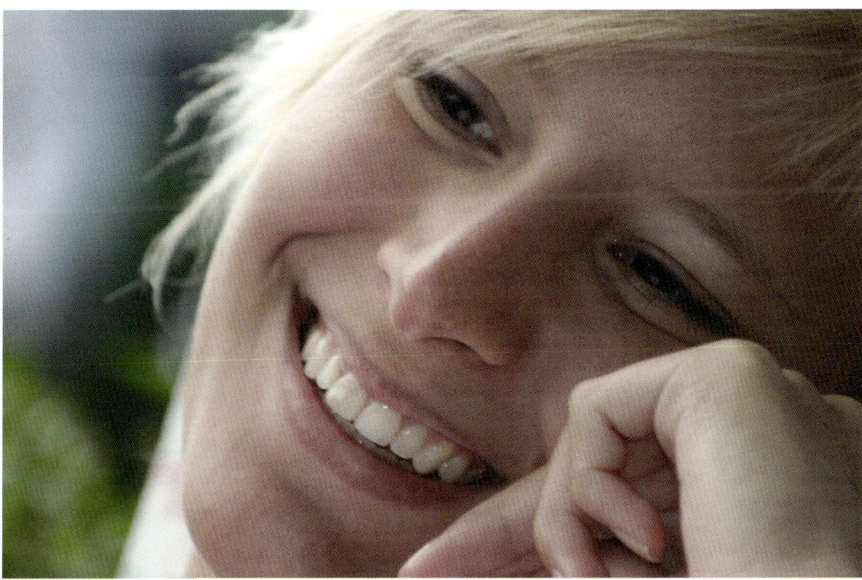

Richtiges Blutdruckmessen

Der Blutdruck wird indirekt (unblutig) nach Riva Rocci (daher auch die Abkürzung RR für die Blutdruckmessung) bestimmt.

Dabei wird eine aufblasbare Manschette um den Oberarm gelegt, die mit einem Manometer verbunden ist. Die Manschette wir so lange aufgeblasen, bis der Puls in der A. radialis nicht mehr tastbar ist. Durch langsames Ablassen des Druckes in der Manschette wird entweder durch Tasten des Pulses (dabei ist nur die Bestimmung des systolischen Druckes möglich) oder durch Auskultation der Gefäßgeräusche in der Ellenbeuge mit Hilfe eines Stethoskops der systolische und diastolische Blutdruck bestimmt.

Moderne Geräte machen das Aufblasen und das Abblasen der Manschette vollautomatisch.

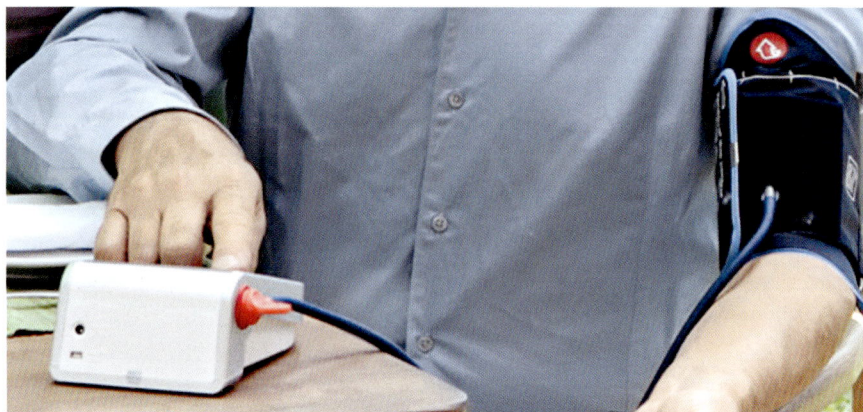

Die beste und objektivste Methode, um einen erhöhten Blutdruck nachzuweisen, stellt die 24-Stunden-Blutdruckmessung dar. Sie zeigt nicht nur die Tagesschwankungen, sondern auch den individuellen Tag-Nacht-Rhythmus an und korreliert besser mit eventuell vorhandenen Organschäden als gemessene Einzelwerte.

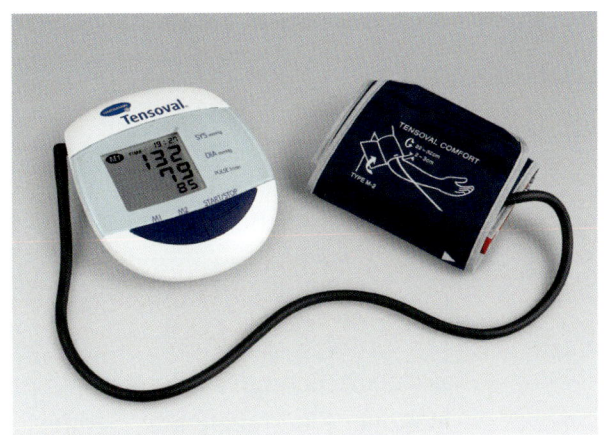

Normalerweise sinkt der Blutdruck in den späten Nachtstunden deutlich ab (sogenanntes Dipping). Bleibt dieses Dipping aus, so kann das ein wichtiger Hinweis auf das Vorliegen eines sekundären Hypertonus sein.

Die 24-Stunden-Blutdruckmessung ist heute alltagstauglich. Die Geräte werden unter der Kleidung und für die Umgebung unsichtbar getragen.

Der Blutdruck wird dabei automatisch alle 15–20 Minuten während des Tages und alle 20–30 Minuten während der Nachtstunden gemessen und dabei werden die Daten über ein Aufzeichnungsgerät gespeichert. Für den Patienten stellen diese Messungen meist eine nur geringe Beeinträchtigung dar.

Nach der Abnahme des Gerätes erfolgt das Einlesen der Aufzeichnungen in einen Computer und die vollautomatische Auswertung der Daten.

Während das Gerät getragen wird, sollte der Patient ein genaues Tagebuch führen und darin die entsprechenden Aktivitäten mit der exakten Uhrzeit aufzeichnen.

Als Normalwerte bei der 24-Stunden-Messung gelten Mittelwerte bis 130/80 bzw. 135/85 mm Hg in der Wachphase. Nachts sollte der RR um rund 15 Prozent absinken.

Daneben ist die Selbstmessung, vor allem zur Therapiekontrolle, wichtig. Die Anschaffung eines Blutdruckmessgerätes stellt eine gute Investition in die eigene Gesundheit dar.

Die für diese Selbstmessung geeigneten Geräte sollten dem Gütesiegel der deutschen oder österreichischen Hochdruckliga entsprechen. Informationen über geeignete Geräte finden sich auf den Homepages der einzelnen Gesellschaften:

Deutsche Hochdruckliga: www.hochdruckliga.de
Österreichische Hochdruckliga: www.hochdruckliga.at

Wichtig:
Bei der Selbstmessung werden durchschnittlich etwas niedrigere Werte als in der Praxis gemessen. Hier gilt als obere Normgrenze 135/85 mm Hg, welche den 140/90 mm Hg in der Praxis gemessenen Werten entsprechen.

Die Selbstmessung sollte in der Arztpraxis mit der Arzthelferin geübt und von ihr regelmäßig überprüft werden.

Ein erhöhter Blutdruck liegt vor, wenn bei wiederholten Messungen Werte über 140/90 mm Hg festgestellt werden.

Der kontrollbedürftige Grenzbereich liegt zwischen 140/90 und 159/95 mm Hg, eindeutig erhöhte Blutdruckwerte liegen bei Werten größer als 160/95 mm Hg vor.

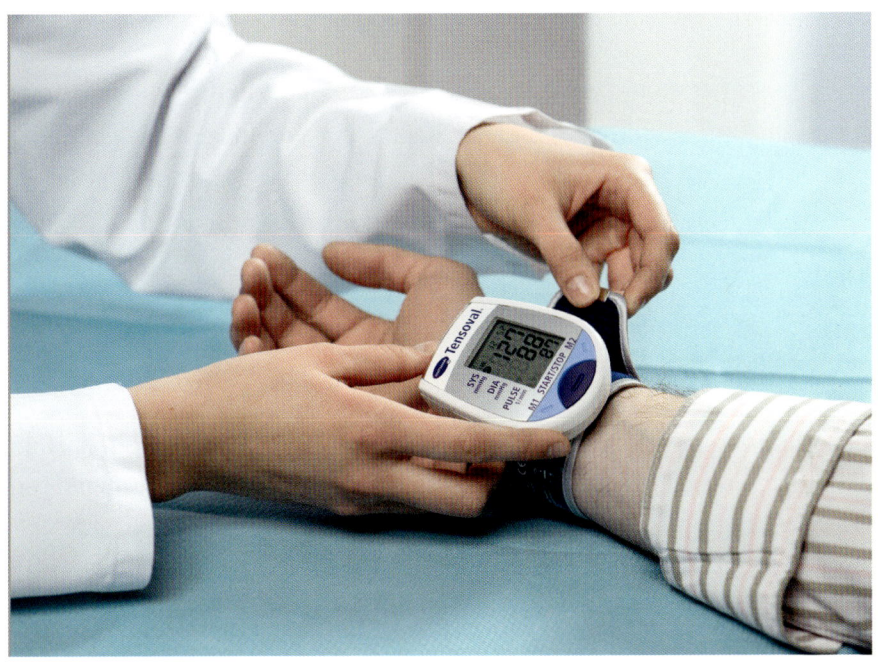

Etwa 87 Prozent aller Betroffenen haben eine milde Hypertonie (diastolischer Blutdruck 90–105 mm Hg), zehn Prozent eine mittelschwere (105–114 mm Hg diastolisch) und drei Prozent eine schwere Hypertonie (höher 115 mm Hg diastolisch).

Durch die tageszeitlichen Schwankungen des Blutdrucks und die situationsbezogenen Messungen, zum Beispiel Messungen in Ordinationen oder Ambulanzen – sogenannter „Weißkittelhochdruck" –, sind solche Zuordnungen nicht immer eindeutig möglich!

Das Führen eines Blutdrucktagebuches mit einem Selbstbeobachtungsprotokoll ist anzustreben.

Für die genaue Blutdruckmessung sind automatische Geräte mit einer Oberarmmanschette am besten geeignet. Dabei ist auf die richtige Breite und Länge des aufblasbaren Teils der Blutdruckmanschette im Verhältnis zum Oberarmumfang zu achten.

Handgelenkmessgeräte sind wegen häufiger Fehlmessungen weniger geeignet und werden von der ÖGH nicht empfohlen.

Fallen einmal zu hohe Werte auf, muss immer wieder gemessen werden, mindestens dreimal und an mindestens zwei verschiedenen Tagen. Erst wenn bei diesen Messungen erhöhte Werte gefunden werden, spricht man von einer arteriellen Hypertonie.

Therapie des Bluthochdrucks

Die meisten Patienten mit einem Bluthochdruck müssen zur Kontrolle ihres Bluthochdrucks Medikamente (meist mehrere aus verschiedenen Substanzgruppen) einnehmen. Aber: Auch die Ratschläge zur nicht medikamentösen Blutdrucktherapie haben einen erheblichen Einfluss auf die Wirksamkeit von blutdrucksenkenden Medikamenten. Eine Änderung des Lebensstils verstärkt die Wirkung von Medikamenten.

Der chronische Bluthochdruck ist in 90 Prozent der Fälle eine Folge unseres modernen Lebensstils, der geprägt ist durch Bewegungsmangel, Fehlernährung und Stress.

Merke:
„Handeln ist wichtiger als behandelt zu werden."
Motto des antroposophischen Gemeinschaftskrankenhauses (Herdecke)

Vom Bluthochdruck sind vor allem drei Menschentypen betroffen:

Typ	Problem	Lösungsansatz
Stress-Typ	Nervös, leistungsorientiert	Pausenkultur Ausreichend Schlaf
Bauch-Typ	Gemütlich-genießerisch, übergewichtig	Aktivitäten Leichte Ernährung
Chaos-Typ	Unstrukturiert, keine Zeit für Erholung	Feste Rhythmen Entschleunigung

(Quelle: Dr. med. Thomas Breitkreuz, Schrot und Korn 4/2012)

Um seinen Kreislauf und seine Gefäße fit und gesund zu erhalten, gibt es eine einfache Regel, und die lautet: den Lebensstil ändern, statt Tabletten schlucken. Sie folgt einer leicht zu merkenden Buchstabenkombination:

ABSE
Abnehmen – **B**ewegung – **S**tressbewältigung – **E**rnährungsanpassung

Um das Herz gesund zu erhalten und Schlaganfällen und Herzinfarkten effektiv vorzubeugen, empfehlen Experten, den Lebensstil nach der Formel „0-3-5-140-5-3-0" zu gestalten.
Die Zahlen stehen für:
0: keine Zigaretten
3: täglich drei Kilometer zu Fuß gehen oder 30 Minuten moderates körperliches Training
5: fünf Portionen Obst oder Gemüse täglich
140: weniger als 140 mm Hg systolischer Blutdruck
5: Gesamtcholesterin niedriger als 5 mmol pro Liter (190 mg/dl)
3: LDL-Cholesterin niedriger als 3 mmol pro Liter (116 mg/dl)
0: Vermeiden von Übergewicht und Diabetes

Passt man seinen Lebensstil diesen Empfehlungen an, kann man unter Umständen auf die notwendige tägliche Medikamenteneinnahme verzichten oder die Tablettenanzahl reduzieren.

Die medikamentöse Therapie des Bluthochdrucks ist immer nur eine symptomatische Therapie. Die eigentliche Ursache des Bluthochdrucks wird dabei nicht behandelt.

Ziel jeder Blutdruckbehandlung, mit oder ohne Medikamente, ist die Normalisierung des Blutdrucks, um dadurch die Lebenserwartung zu erhöhen.

Die blutdrucksenkende Therapie zählt zu den effektivsten und erfolgreichsten präventiven und therapeutischen Maßnahmen in der Medizin. Ihr Nutzen ist bei weitem höher als beispielsweise die Senkung eines erhöhten Cholesterinspiegels.

Eine medikamentöse Therapie ist dann unumgänglich, wenn es im Rahmen des Hypertonus bereits zu Organschäden gekommen ist.

Folgende Punkte sind bei der Einnahme von blutdrucksenkenden Medikamenten zu beachten:

- Die volle Wirkung tritt meist erst nach 3–4 Wochen ein.
- In dieser Phase fühlt man sich oft weniger leistungsfähig.
- Keinesfalls sollten die Medikamente ohne Rücksprache mit einem Arzt eigenmächtig abgesetzt werden.
- Die Medikamente sollten am Morgen möglichst früh, am besten gleich nach dem Aufstehen, eingenommen werden

Nicht medikamentöse Blutdrucksenkung

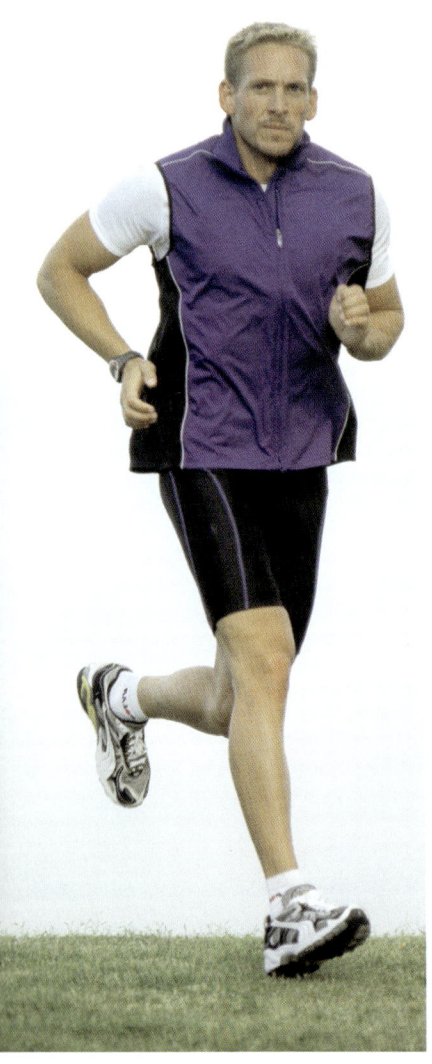

Im Vordergrund jeder Behandlung steht die nicht medikamentöse Therapie des Hochdrucks. Wird diese konsequent durchgeführt und werden alle Möglichkeiten der nicht medikamentösen Therapie umgesetzt, dann steigt die Lebensqualität und gravierende Folgeerkrankungen wie ein Herzinfarkt oder ein Schlaganfall können verhindert werden.

Da viele Ursachen zu einer Hochdruckkrankheit führen können, sind auch viele nicht medikamentöse Therapiemöglichkeiten gegeben.

Bewegung

> **Merke:**
> Nicht was man macht ist wichtig, sondern wichtig ist die Regelmäßigkeit in der Durchführung.

Um den größtmöglichen Schutzeffekt durch Bewegung zu haben, sollte man pro Woche etwa 2500 Kilokalorien durch eine Aktivität verbrennen.

Eine andere Möglichkeit, sein Gesundheitstraining zu steuern, geht über die sogenannten METs (metabolische Äquivalente).
Das metabolische Äquivalent wird verwendet, um den Energieverbrauch verschiedener Aktivitäten miteinander zu vergleichen.

Das metabolische Äquivalent wurde von Barbara Ainsworth wie folgt definiert: 1 MET entspricht dem Umsatz von 3,5 ml Sauerstoff pro Kilogramm Körpergewicht pro Minute bei Männern (bei Frauen sind es 3,15 ml/kg/min). Um gesund zu bleiben, sollte man pro Woche 450 bis 750 METs erreichen.

Beispiele für METs
Im Büro oder in der Wohnung umhergehen: 2 MET
Joggen: 8 MET
Gehen: 3,3 MET
Langsames Schwimmen: 6 MET
Bergwandern mit Gepäck: 7–9 MET
Tanzen: 3–4,5 MET
Fahrrad fahren: 6–10 MET

Um den Energieverbrauch zu ermitteln, multipliziert man die METs mit der Dauer der „Sportausübung" (in Minuten).

30 Minuten Gehen, fünfmal pro Woche, ergibt also: 30 x 5 x 3,3 = 495 METs
An zwei Tagen eine halbe Stunde Walken und an zwei anderen Tagen 20 Minuten Joggen ergeben also: 30 x 2 x 3,3 + 20 x 2 x 8 = 518 METs.

Gewichtsreduktion und Ernährung

Das Befolgen der Ernährungsrichtlinien zur Hochdrucktherapie trägt auch zur Krebsprävention bei.

Regeln zur gesunden Ernährung:

- Holen Sie sich die Farben des Regenbogens auf den Teller. Je bunter der Teller, desto mehr an den gesund machenden und gesund erhaltenden sekundären Pflanzeninhaltsstoffen (Phytochemicals) nehmen Sie zu sich.
- Gehen Sie intelligent einkaufen. Beginnen Sie Ihren Einkauf in der Obst- und Gemüseabteilung. Essen Sie vor dem Einkauf noch etwas und wählen Sie Vielfalt und Farbe.

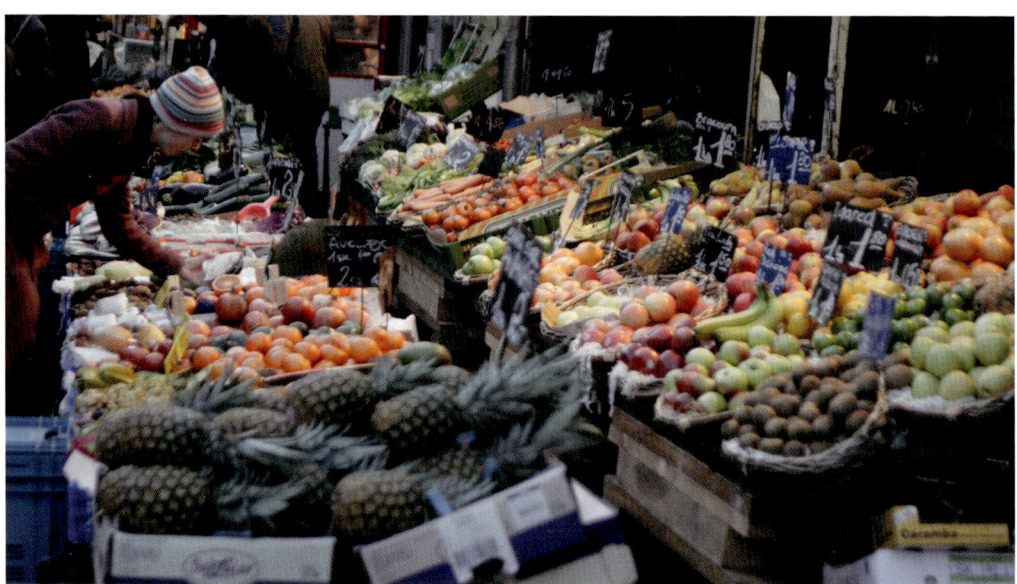

- Wählen Sie Vollkornprodukte.
- Tiefgekühltes Gemüse hat meist eine höhere Nährwertdichte, weil es frisch geerntet meist gleich eingefroren wird. Schockgefrorenes Gemüse enthält darüber hinaus fast kein Natrium.
- Magnesium findet sich reichlich in Nüssen und Hülsenfrüchten.
- Kartoffeln enthalten doppelt so viel Kalium (hilft bei der Blutdrucksenkung) wie Bananen. Petersilie ist ebenfalls reich an Kalium.
- Calcium findet sich reichlich in Milchprodukten. Wählen Sie hier aber Produkte mit reduziertem Fettgehalt.
- Verwenden Sie Basilikum statt Salz.

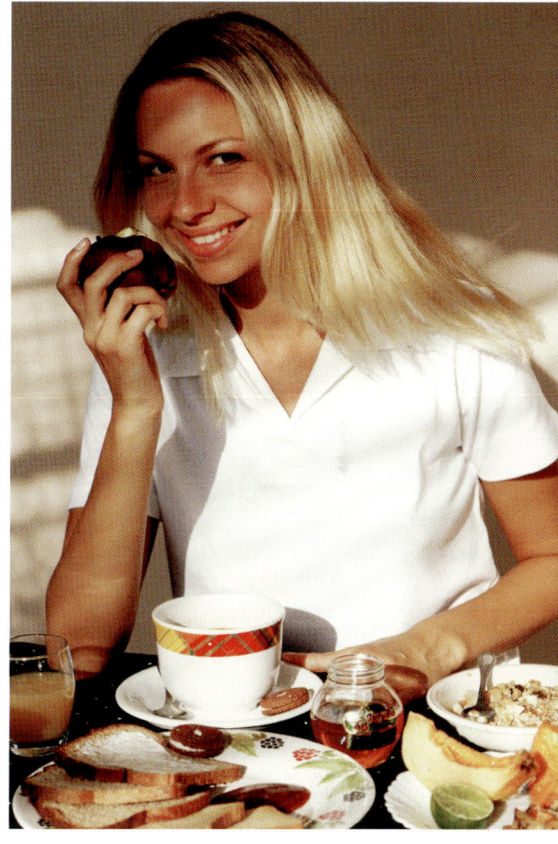

Basierend auf amerikanischen Studien empfehlen die Deutsche Hochdruckliga und die Deutsche Herzstiftung eine Ernährung nach dem sogenannten DASH-Prinzip. Dazu gehören pflanzliche Fette, viel frisches Obst und Gemüse, Vollkornprodukte, fettarme Milch, viel Fisch zur Versorgung mit Omega-3-Fettsäuren und Omega-6-Fettsäuren und wenig Fleisch.

Die DASH-Diät wurde nach der Studie „Diatery Approaches To Stop Hypertension" entwickelt. In dieser Studie wurden über acht Wochen drei unterschiedliche Ernährungsformen untersucht. Typ Eins war ein normales durchschnittliches amerikanisches Essen, Typ Zwei beinhaltete reichlich Obst und Gemüse und Typ Drei entsprach einer Kombinationsdiät aus wenig gesättigten Fetten, fettarmen Milchprodukten und viel

Obst und Gemüse. Alle drei Ernährungstypen hatten eine gleich hohe Kochsalzaufnahme von etwa 3000 mg.

Das Studienergebnis zeigte, dass sowohl Typ Zwei als auch Typ Drei der untersuchten Diäten zu einer Senkung des Blutdrucks führten, wobei Typ Drei am wirkungsvollsten war.

In dieser Gruppe kam es zu einer Senkung des systolischen Blutdrucks um 11,4 mm Hg und des diastolischen Blutdrucks um 5,5 mm Hg. Dieser Rückgang ist vergleichbar mit der Wirkung eines Medikaments.

Warum die Kombinationsdiät am wirkungsvollsten ist, bleibt unklar.

Die Ergebnisse dieser Studie legen nahe, dass die DASH-Diät bei der Vermeidung von Hochdruck helfen, bei starkem Bluthochdruck den Bedarf an Medikamenten verringern und bei einem milden Bluthochdruck ein Medikament sogar ersetzen kann, vor allem in Kombination mit anderen Maßnahmen, die in diesem Buch beschrieben werden.

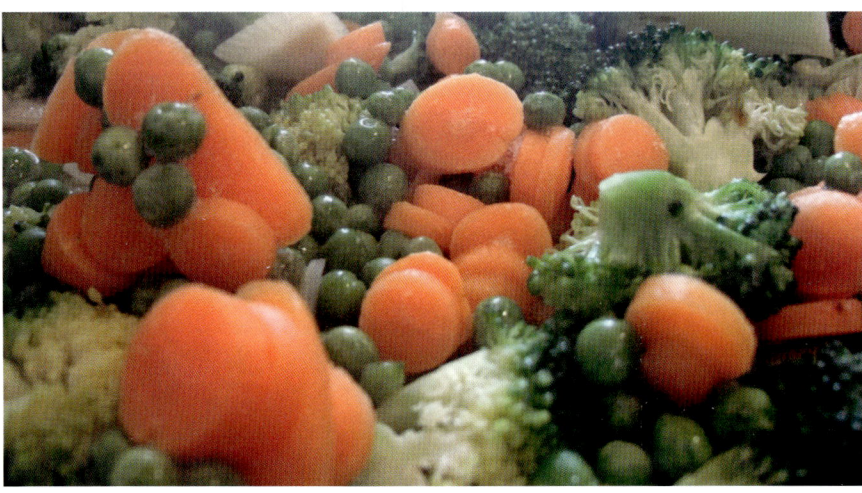

Eine DASH-Diät könnte wie folgt aussehen:

Morgens: Apfel-Apfelsinen-Salat

Vollkornbrot mit Pflanzenbutter und Kräuterquark

Kräutertee oder Hagebuttenkerntee

ODER

Bircher Müsli

Vollkornbrot (salzlos) mit Nussbutter

1 Tasse fettreduzierte Milch oder Sojamilch oder Apfeltee

Mittags: Frische Früchte oder Fruchtsalat

Rohgemüse: Sauerkraut, Sellerie, Brokkoli, Kopf- oder

Endiviensalat

Gekocht: gedämpfte Erbsen im Reisring

Quark-Hagebutten-Speise

ODER

Früchte nach Jahreszeit oder Trockenobst

Rohgemüse: Möhren, Tomaten, Kresse

Gekocht: Lauchkartoffeln mit vegetarischem Aufschnitt

Quitten oder Preiselbeerkompott

Abends: Grapefruit

Kraftsuppe

ODER

Früchte und Nüsse

Reis mit Apfelkompott oder gebackenen Bananen

Hagebuttenkompott mit Äpfeln

ODER

Vollkornbrot mit Rettichbutter und

frischem mageren Quark

Eingeweichte Trockenpflaumen oder -feigen

Gewichtsreduktion

Die effektivste Maßnahme am Beginn einer Hochdrucktherapie ist die Gewichtsreduktion. 60 Prozent aller Hypertoniker sind übergewichtig.

Die Reduktion des Körpergewichtes ist oft wirksamer als die Einnahme eines einzelnen Medikamentes zur Blutdrucksenkung als Symptombekämpfung.

Merke! Allgemein gilt: je größer die Gewichtsabnahme, desto mehr wird der Blutdruck gesenkt.

Um 1 kg Fettgewebe mit Blut zu versorgen, muss der Organismus etwa 260 km neue Blutgefäße bilden!

Es hat sich gezeigt, dass pro Kilogramm Körpergewichtsreduktion der Blutdruck um 2–3 mm Hg gesenkt werden kann. Bei einer leichten Hypertonie ist bereits alleine durch eine Gewichtsreduktion eine Normalisierung des Blutdruckes möglich.

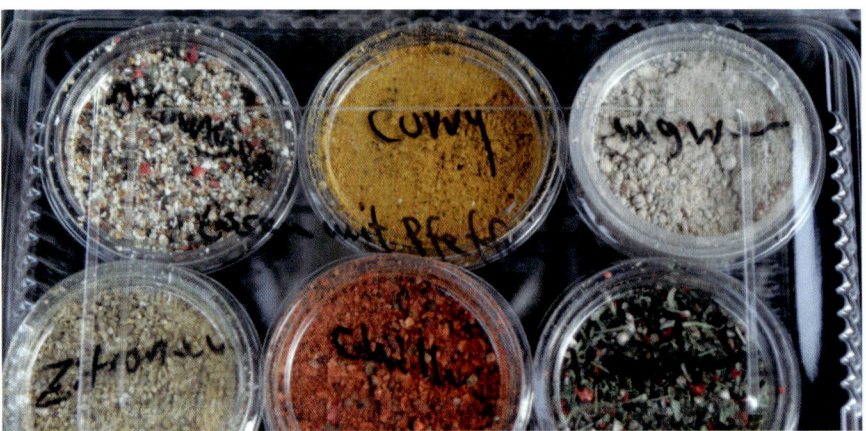

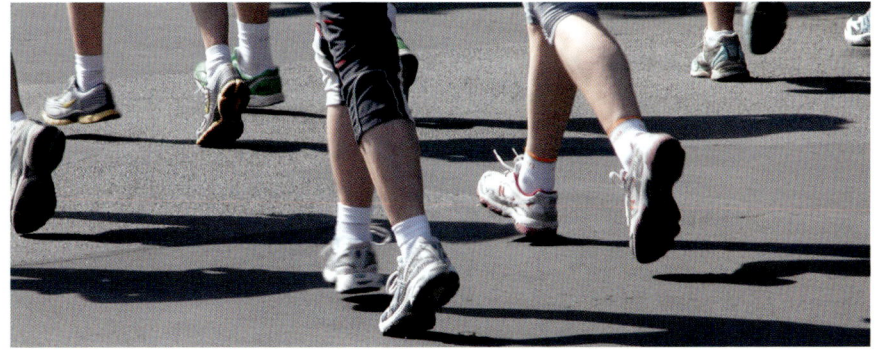

Neben der Reduktion der Kalorienzufuhr, durch verminderte Fettzufuhr und verminderten Alkoholkonsum, ist die Veränderung des Essverhaltens wichtig. Empfohlen wird eine mediterrane Kost mit viel Obst und Gemüse (mindestens fünfmal pro Tag), wenig Fleisch, zwei- bis dreimal Fisch pro Woche, pflanzliche Öle, vor allem Olivenöl, Walnussöl, Leinöl, Rapsöl und die Verwendung von Kräutern wie Thymian, Basilikum, Oregano und Gewürzen wie beispielsweise Curry, Chilli, Pfeffer, Muskat, Ingwer, Paprika an Stelle von Kochsalz.

Studien haben gezeigt, dass eine mediterrane Ernährung positive Effekte auf den Blutdruck und auf das Gewicht hat.

Diät
Laktovegetabile Kost bevorzugen, das heißt kochsalzarm, wenig Fleisch und Eier, maßvoll Genussmittel (Tee, Kaffee, Alkohol) und Meiden von Genussmitteln wie Nikotin, viel Gemüse, Obst, Salate, saure Milchprodukte
Ein- bis zweimal wöchentlich einen Reis-Obst-Tag einlegen. Die Diät muss mindestens drei Monate eingehalten werden.
Tägliches Obstessen (besonders Grapefruit, Orangen, Bananen und Trockenfrüchte).

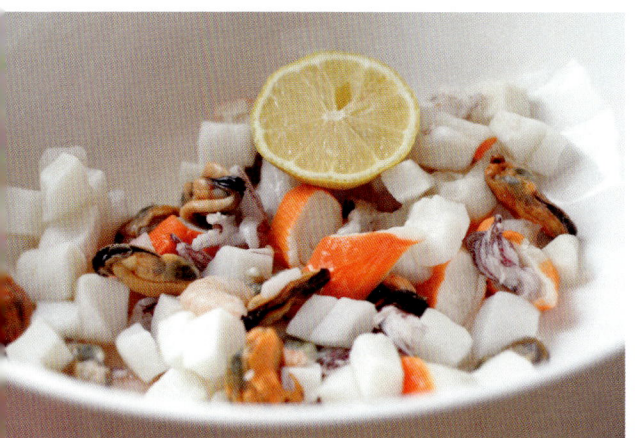
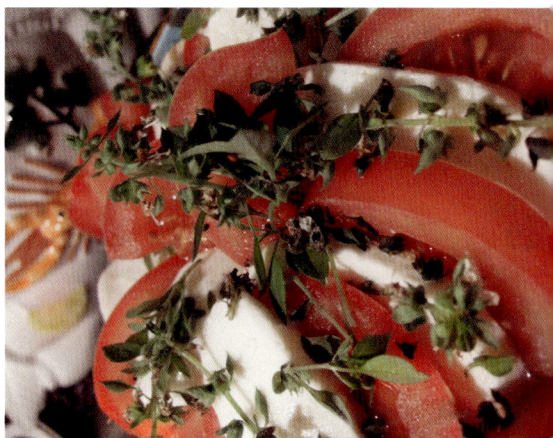

Entscheidend für den Gewichtsverlust ist nicht eine bestimmte Diät, sondern der Aufbau von Muskulatur, denn Muskeln sind für die Energieverbrennung besonders wichtig. Ohne Muskelaufbau gibt es keine dauerhafte Gewichtsreduktion.

Der Muskelaufbau erfolgt am besten durch ein regelmäßiges Ausdauertraining 30 – 60 Min./Tag oder an den meisten Tagen der Woche. Nach 2–3 Monaten kommt es dann zu einer deutlichen Blutdrucksenkung.

Weiters ist es wichtig, sich erreichbare Ziele zu stecken. Zum Beispiel in einem halben Jahr sein Gewicht um vier bis fünf Kilogramm zu reduzieren; das senkt den Blutdruck bereits um 10–15 mm Hg.

Dabei ist es ganz wichtig, eine positive Selbstmotivation zu entwickeln. Nicht Verbote sollten vermittelt werden, sondern der Ersatz von lieb gewordenen Verhaltensmaßnahmen durch bessere und gesündere.

Die Patienten sollten niemals das Gefühl bekommen, nun nichts mehr tun zu dürfen und sich nur mehr einschränken zu müssen. Im Gegenteil, sie dürfen nun Neues, Besseres ausprobieren.

Rezeptideen

Salat von Meeresfrüchten mit Oliven-Zitronen-Öl-Vinaigrette

Copyright © Johann Lafer *Rezept für 4 Personen*

Zubereitung:

Die Hummerschwänze an den Gelenken in Medaillons schneiden. Vier Tintenfische in Ringe schneiden. Das Wurzelgemüse im erhitzten Mani®-Olivenöl anschwitzen. Die gesäuberten Miesmuscheln zufügen und mehrmals durchrühren. Mit Weißwein und Fischfond ablöschen.Wenn sich alle Muscheln geöffnet haben, herausnehmen und das Muschelfleisch aus den Schalen pulen. Einige schöne Schalen für die spätere Garnitur aufheben.

Zutaten:
2 Hummerschwänze
8 kleine Tintenfische, gesäubert und enthäutet
100 g Wurzelgemüse, gewürfelt
etwas Mani®-Olivenöl
16 Miesmuscheln
100 ml Weißwein
200 ml Fischfond

Oliven-Zitronen-Öl-Vinaigrette

Zubereitung:

Für die Vinaigrette Weißweinessig, Muschelfond und Olivenpaste verrühren. Mani®-Olivenöl mit Zitrone unterschlagen. Tomaten, Peperoni und Knoblauchpaste sowie die Kräuter hinzufügen und abschließend mit Salz und Pfeffer abschmecken. Die Garnelen und die restlichen vier ganzen Tintenfische in heißem Mani®-Olivenöl scharf anbraten und mit Salz und Pfeffer würzen. Anschließend die Tintenfischringe in der gleichen Pfanne ebenfalls anbraten. Die Miesmuscheln nochmals leicht erwärmen und zusammen mit den Garnelen und den Tintenfischen in eine Schüssel geben. Die Meeresfrüchte mit der angerührten Vinaigrette anmachen. Nochmals abschmecken. Mit Oliven und evtl. Muschelschalen garnieren.

Zutaten:
2 EL Weißweinessig
2 EL Muschelfond
1 TL Olivenpaste
6 EL Mani®-Olivenöl mit Zitrone
6 Kirschtomaten, geviertelt
1 Peperonischote, in Ringe
1 TL Knoblauchpaste
1 EL Basilikum, gezupft
1 EL Petersilie, frisch gehackt
Salz, Pfeffer
8 Garnelen, ausgebrochen und entdarmt
etwas Mani®-Olivenöl
Salz, Pfeffer
12 schwarze Oliven, entkernt

Oktopus-Salat

6–8 Portionen, Zubereitung ca. zwei Stunden

Zutaten:
1 Oktopus (ca. 1,2–1,5 kg, aufgetaut)
1 Zwiebel
250 ml trockener Weißwein
2 Lorbeerblätter
5 schwarze Pfefferkörner
je 1/2 gelber, grüner und roter Paprika
125 ml Mani®-Olivenöl
Rotweinessig (oder Zitrone)

Garnitur:
Kalamata-Oliven
Petersilie (gehackt)
Salz, Pfeffer

Zubereitung:

1. Zwiebel schälen und vierteln. Oktopus mit Zwiebel, Wein und ein wenig Wasser, Lorbeerblättern, Pfefferkörnern in einen Topf geben und zugedeckt ca. 1–1 1/4 Stunden bei schwacher Hitze weich dünsten (der Oktopus verliert beim Kochen etwa die Hälfte seines Gewichts). Ab und zu kontrollieren und nach Bedarf Wasser zugeben. Garprobe: Mit einer Nadel oder Gabel anstechen; sie soll sich leicht herausziehen lassen.

2. Oktopus aus dem Topf nehmen, abkühlen lassen. Kopf entfernen, Haut unter fließendem Wasser abziehen. Oktopus in Stücke, Paprika in Würfel schneiden. Oktopus und Paprika mit Mani®-Olivenöl marinieren, mit Salz, Pfeffer und Essig abschmecken.

3. Salat 2–3 Stunden im Kühlschrank ziehen lassen und eine halbe Stunde vor dem Servieren herausnehmen. Mit Oliven und Petersilie bestreut servieren.

Tipp: Kaufen Sie am besten tiefgekühlten Oktopus und lassen Sie ihn im Kühlschrank auftauen.

Quelle: Manfred Bläuel, Robert Gasser, Olivenöl, Die Medizin auf dem Teller, Verlagshaus der Ärzte

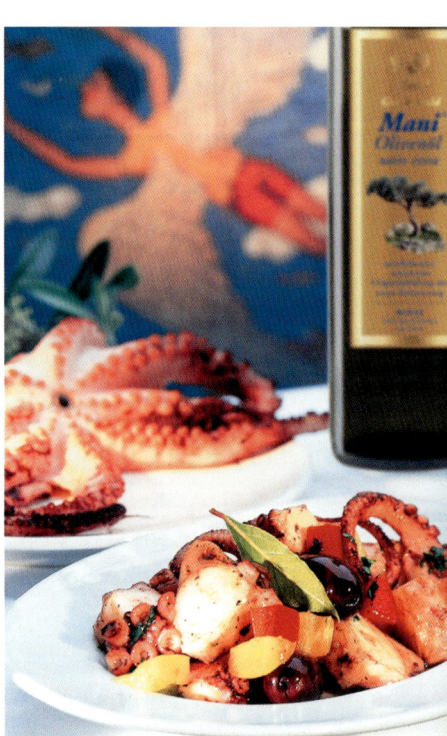

Ernährung und Phytochemicals

Phytochemicals sind sekundäre Pflanzeninhaltsstoffe, die die Pflanze produziert, um selbst gesund zu bleiben und sich zu schützen, z. B. vor UV-Strahlung und Insektenbefall. Es hat sich herausgestellt, dass diese Phytochemicals bestimmter pflanzlicher Nahrungsmittel auch für die Gesundheit der Menschen eine herausragende Bedeutung haben.

Salzkonsum

Von ganz besonderer Bedeutung, vor allem beim sogenannten salzsensitiven Bluthochdruck, ist die Kochsalzeinschränkung. Ein zu hoher Natriumgehalt im Blut führt, wie wir schon mehrfach erwähnt haben, zu einer Verengung der Gefäße.

Seit der Entdeckung zweier französischer Ärzte im vorigen Jahrhundert, dass sich der Blutdruck nach völligem Salzentzug auf einen Normalwert senken ließ, gehört der Kochsalzentzug zu einem festen Bestandteil jeder Bluthochdrucktherapie.

Wichtig: Da die meisten Patienten an deftige und salzreiche Kost gewöhnt sind, dauert es etwa einen Monat, bis sich ein neues Geschmacksgefühl entwickelt hat.

In dieser Phase ist der verstärkte Einsatz von Kräutern und Gewürzen als Kochsalzersatz eine gute Hilfe, um sich an neue Geschmackserlebnisse zu gewöhnen.

Salz wird auch durch Bewegung ausgeschieden. Bewegung ist auf diesem Wege ein natürliches Diuretikum.

Salzfreie Kost, Reis und Früchte vermögen bei hohem Blutdruck und Herzerkrankungen Wunder zu wirken. Zu beachten ist aber auch, dass sich Salz in vielen Lebensmittel „versteckt" und somit die Aufnahme gar nicht bemerkt wird.

Zweifel am Zusammenhang zwischen einem hohen Salzkonsum und steigenden Blutdruckwerten sät vor allem die einschlägige Lebensmittelindustrie. Auch wenn wohl nicht jeder Mensch bei höherem Salzkonsum an zu hohem Blutdruck leiden wird, zeigen alle seriösen Studien der letzten Jahrzehnte, dass Salzreduktion statistisch nachweisbar zur Blutdrucksenkung führt. Die Verwendung von Himalaya-Salz hat nachgewiesenermaßen keine positiven Auswirkungen auf den Blutdruck.

Durch die industrielle Verarbeitung der Lebensmittel geht viel Kalium verloren. Natrium wird als Ersatz und als Geschmacksträger vermehrt zugeführt. Das führt dazu, dass in den fertigen und halbfertigen Lebensmitteln ein ungünstiges Verhältnis von Natrium zu Kalium vorhanden ist, was sich negativ auf den Blutdruck auswirken kann.

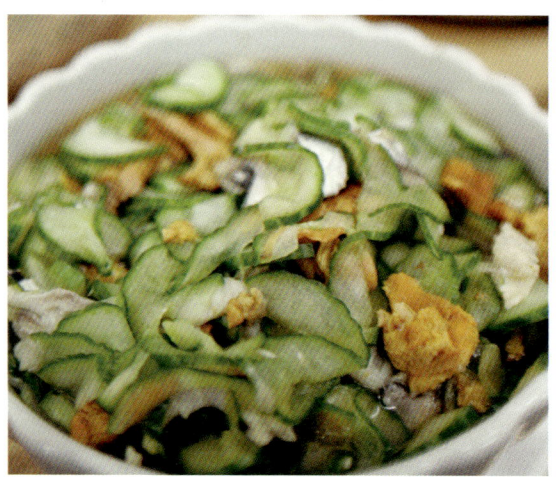

Das kann vor allem für Blutdruckpatienten von Bedeutung sein, die laufend in Kantinen, Restaurants oder Gasthäusern essen müssen. Aber auch hier besteht die Möglichkeit, eine bewusste Speisenauswahl zu treffen. Fette Wurst- und Käsesorten sollte man vermeiden, statt dessen mehr gesunde Fette wie Olivenöl, Rapsöl, Erdnussöl oder Kürbiskernöl, also überwiegend pflanzliche Öle, verwenden.

Weiters sollte man so oft wie möglich selbst kochen, denn dann kann man selbst kontrollieren, welche Zutaten in welcher Menge dazukommen.

Zu viel Salz kann die Wirkung von blutdrucksenkenden Medikamenten deutlich abschwächen. Das heißt, dass die Medikamente zur Blutdrucksenkung bei einer Verminderung der Salzzufuhr auch besser wirken.

Vorsicht ist auch bei verschiedenen Mineralwässern geboten, die einen hohen Natriumgehalt aufweisen. Ein für einen Patienten mit hohem Blutdruck geeignetes Mineralwasser sollte einen Natriumgehalt von weniger als 20 mg/Liter aufweisen.

Mineralstoffgehalt österreichischer Mineralwässer in mg/l

	Natrium	Kalium	Magnesium	Calcium	Chlorid
Astoria	37,9	4,44	96,3	255,6	0,4
Gasteiner	74,33	3,25	1,29	11,94	24,54
Güssinger	292,2	15,79	24,55	114,6	126,6
Javina	330,5	16,8	58,3	255,7	60,3
Long life	105,1	*	200,5	263,5	*
Markusquelle	41,5	*	35,5	93	209,5
Peterquelle	594,5	*	42,3	161,1	209,5
Preblauer	750	39,2	18,95	116,25	55,6
Radenska	480	75	95,1	219,5	47,5
Römerquelle	12,8	2,07	65	145,5	4,5
Severinquelle	293,7	14,7	30,63	112,6	151,5
Vöslauer	10,4	1,65	39,1	98,7	15
Waldquelle	202,1	16,06	57,9	366,9	12,4

* keine Angaben

Kochsalzgehalt verschiedener Speisen und Lebensmittel
(400 mg Natrium entsprechen 1 g Kochsalz)

salzarm

(< 250 mg Natrium bzw. < 0,6 g Kochsalz pro 100 g eßbarem Anteil)

alle frischen Gemüsesorten, nicht tischfertiges Tiefkühlgemüse,
Obst, Obstkonserven,
Kartoffeln, Reis, Nudeln, Mehl, Getreideflocken,
Nüsse (ungesalzen),
Fisch (nicht geräuchert),
Geflügel, Fleisch, Eier,
Milch, Topfen, Joghurt,
Sauermilchprodukte,
Frischkäse,
kochsalzarmes Brot
Fette (ungesalzen),
Tee, Kaffee, Fruchtsäfte,
Gemüsesäfte ohne Salzzusatz, Mineralwasser bis 100 mg Na/l

mäßig salzreich

(250–400 mg Natrium bzw. 0,6–1 g Kochsalz pro 100 g eßbarem Anteil)

Gemüse in Dosen,
Sauerkraut
geräucherte Makrele,
Thunfisch (Dose), Muscheln

sehr salzreich

(> 400 mg Natrium bzw. >1 g Kochsalz pro 100 g eßbarem Anteil)

Wurstwaren, Streichwürste, Schinken, Geselchtes, Räucherlachs,
Fischkonserven, Matjeshering,
Hart-, Weich und Schmelzkäse,
Fertiggerichte, fertige Fleisch-, Wurst- oder Fischsalate, Packerlsuppen,
Brot,
Salzgurken, Kapern,
Oliven, Ketchup, Senf,
fertige Gewürzsaucen,
Suppenwürfel,
Erdnussbutter, Mayonnaise, gesalzene Butter,
Knabbergebäck (Chips, geröstete Erdnüsse etc.),
Salz- und Laugengebäck,
Mineralwasser > 400 mg Na/l

Da Kalium der Gegenspieler von Natrium ist und Kalium den Blutdruck senkt, ist die vermehrte Zufuhr von Kalium durch die Nahrung besonders wichtig. Weniger gut geeignet sind Kaliumtabletten, da sie meist nicht sehr gut vertragen werden.

Reich an Kalium sind Obst (auch Obstsäfte), Gemüse und vor allem Hülsenfrüchte. Besonders reichlich ist Kalium in der Petersilie vorhanden.

Diätsalze ersetzen zumeist Natrium durch Kalium. Daher sind diese Salze bei gestörter Nierenfunktion nicht geeignet.

> **Merke:** Vorsicht mit der Kaliumzufuhr bei einer gestörten Nierenfunktion.

Zwiebel

Uralt ist das Wissen um die harntreibende Wirkung der Zwiebel bei Kreislauf- und Nierenerkrankungen. Die ätherischen Öle in der Zwiebel, die Rhodanwasserstoffsäure, der Kalium-Kieselsäure- und Magnesiumgehalt der Zwiebel unterstützen die Niere in ihrer Eigenschaft, vermehrt Kochsalz auszuscheiden.

Unterstützt wird diese harntreibende Eigenschaft der Zwiebel durch im Tierversuch nachgewiesene herzwirksame Stoffe, welche die Herzarbeit unterstützen. Die Rhodanverbindungen in der Zwiebel wirken darüber hinaus auch blutdrucksenkend.

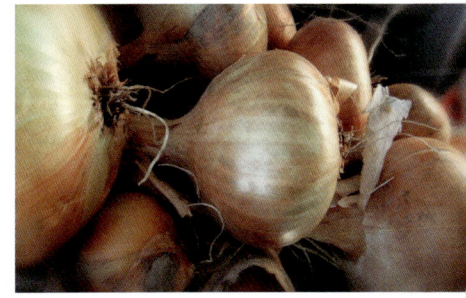

Bärlauch

Bärlauch, auch als wilder Knoblauch bezeichnet, führt zu einer Blutdrucksenkung, weil es zu einer Steigerung der Durchblutung der Herzkranzgefäße und damit zu einer Ökonomisierung der Herzarbeit kommt.

Er hat gegenüber dem Knoblauch eine mindestens gleich starke verkalkungswidrige Wirkung, da er die Blutgefäße elastisch hält.

Löwenzahn

Löwenzahn hat eine anregende Wirkung auf die Nierenfunktion und führt zu einer vermehrten Salz- und Wasserausscheidung und damit, bei einer längeren Anwendung, zur Senkung eines erhöhten Blutdrucks.

Knoblauch

Es gibt eine Vielzahl von Untersuchungen über die Wirkungen des Knoblauchs auf die Herz-Kreislauf-Funktion. Experimentell ist gesichert, dass der Knoblauch den Blutdruck senken kann, den Pulsschlag verlangsamt und die Herzkranzgefäße erweitert.

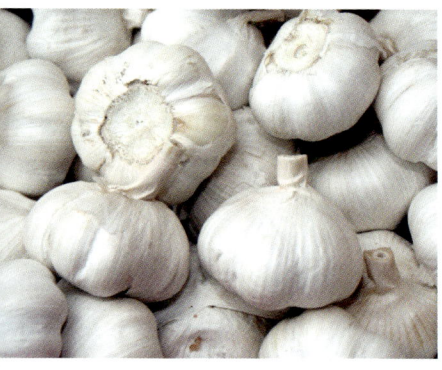

Vor allem gealtertes Knoblauchextrakt in der Form von Kyolic kann den Blutdruck in einem ähnlichen Maße senken wie ein First-line-Medikament gegen Bluthochdruck.

Ähnlich wie der Bärlauch, verhindert auch der Knoblauch eine Gefäßverkalkung (Artheriosklerose), sodass die Gefäße dehnbarer und elastischer bleiben.

Fastenkuren

Fastenkuren sind die strengste, aber wirkungsvollste Diät. Schon der berühmte Arzt Galen stellte fest, dass „Hunger den ganzen Körper reinigt".

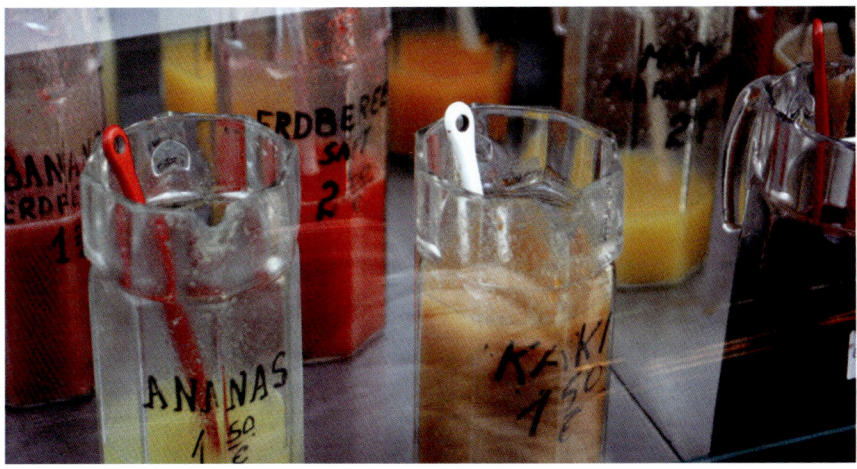

Viele chronische Erkrankungen können durch Fastenkuren in Form von Saftfastenkuren oder Kompott-Tagen positiv beeinflusst werden, darunter viele Herzerkrankungen wie Angina pectoris, Asthma cardiale, Bluthochdruck, Blutgefäßerkrankungen.

Das Heilfasten, auch als Operation ohne Messer bezeichnet, hat allerdings nur dann einen Sinn, wenn dadurch eine Ernährungsumstellung im Sinne einer Mäßigkeit eingeleitet wird. Man kann nicht immer fasten, aber immer mäßig essen. Damit werden weitere Fastenkuren überflüssig.

Vitamin K

Vitamin K kann eine Senkung des Blutdrucks bewirken. Genügend Vitamin K ist aber nur dann im Körper vorhanden, wenn die Zufuhr durch die Nahrung ausreichend ist und eine normale Darmbakterienbesiedlung besteht, denn nur diese kann Vitamin K im Darm aufbauen.

Daher ist eine geregelte Darmfunktion absolut notwendig. Fasten- und Saftfastenkuren (Sauerkrautsaft) sind hier von durchgreifendem Erfolg.

Vitamin D

Erst seit kurzem ist die wichtige regulatorische Funktion von Vitamin D und Melatonin auf den Blutdruck bekannt.

Melatonin

Melatonin scheint vor allem bei Patienten wirksam zu sein, bei denen ein nächtlicher Bluthochdruck besteht. Melatonin senkt den Blutdruck sanft und ist auch wichtig für einen erholsamen Schlaf.

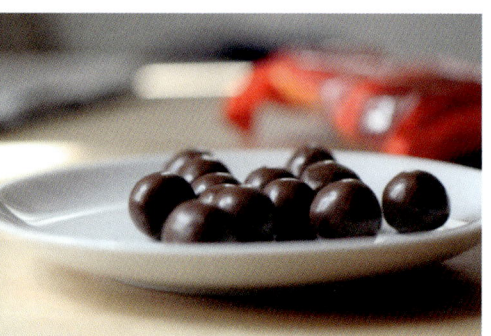

Schokolade

Holländische Untersuchungen haben gezeigt, dass dunkle Schokolade, ab einem Kakaogehalt von 55 Prozent, blutdrucksenkende Eigenschaften hat.
Dunkle Schokolade scheint den Blutdruck in einem ähnlichen Ausmaß senken zu können wie Knoblauch.

Hartkäse

In einer kürzlich veröffentlichten Studie (Hypertension 2012) konnte durch den täglichen Verzehr von etwa 30 g des italienischen Hartkäses Grana Padano der Blutdruck in einem ähnlichen Ausmaß gesenkt werden, wie durch die Einnahme eines ACE-Hemmers.

Traditionell wird dieser Käse, gerieben oder in dünnen Scheiben geschnitten, bei Nudel- und Salatgerichten verwendet.

In dieser Studie konnte auch gezeigt werden, dass für den blutdrucksenkenden Effekt auch der Reifegrad des Käses eine Rolle spielt. Am stärksten war die gemessene Blutdrucksenkung bei mittelreifem, etwa neun bis 12 Monate altem Grana-Padano-Käse.

Die blutdrucksenkende Wirkung hängt vom Gehalt bestimmter Tripeptide ab, die durch den Fermentationsprozess durch Lactobazillus helveticus entstehen.

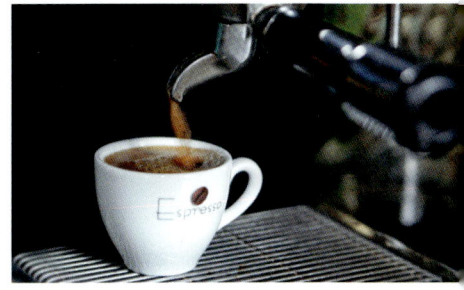

Kaffee

Kaffee führt, im Gegensatz zur landläufigen Meinung, nicht zu einem hohen Blutdruck. Nach dem Kaffeegenuss kommt es nur zu einem geringfügigen und nur kurz anhaltenden Blutdruckanstieg. Dieser Anstieg ist jedoch unbedenklich. Auch ein regelmäßiger Kaffeegenuss führt zu keiner relevanten Blutdruckerhöhung.

Alkohol

Die individuelle Alkoholverträglichkeit ist sehr unterschiedlich. Frauen vertragen in der Regel um ein Drittel weniger als Männer.

Es gibt, wie bei Kochsalz, auch alkoholsensitive Bluthochdruckpatienten. Bei diesen Personen kann es bei chronischem Alkoholgenuss zu einer schweren Hypertonie kommen.

Da Alkohol auch viele Kalorien hat, kann es individuell, über die Gewichtszunahme, zu einem erhöhten Blutdruck kommen.

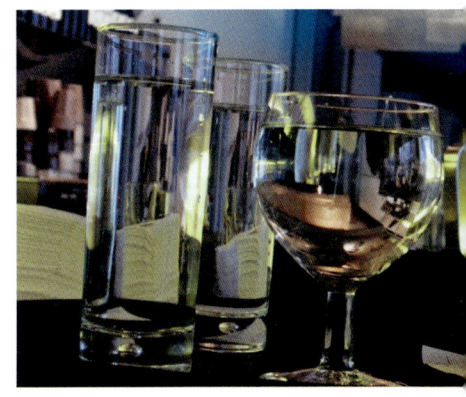

Wenn keine Alkoholabhängigkeit besteht und keine Lebererkrankung vorhanden ist, ist Alkohol in vernünftigen Mengen (1–2 Gläser Wein pro Tag) medizinisch erlaubt. Dabei besteht keine Gefahr einer Blutdrucksteigerung.

Heilpflanzen

Obwohl im Mittelalter der Blutdruck als Krankheitsursache noch nicht bekannt war, wurde er in der Klostermedizin dem „Choleriker" zugeordnet.

Hildegard von Bingen beschreibt ihn wie folgt: „Wenn in diesen Menschen die verschiedenen Säfte erregt werden, so dass sie durch unmäßiges Essen und Trinken, unangebrachtes Vergnügen, Trauer, Zorn und ungezügelte Leidenschaften in diesen Menschen geschüttelt werden, dann sprudeln sie auf wie Wasser, das im Warmbad auf Feuer gestellt wurde, und versenden gleichsam feurige Tropfen und schießen sie wie Pfeile in ihr Fleisch, in ihr Blut und in ihre Adern, und sie bohren sich so heftig in die Menschen wie beißender Rauch, der in die Augen dringt. Wer diese Veranlagung hat, braust öfters im Zorn auf, vergisst ihn aber rasch wieder, weil er die Gutmütigkeit liebt. Bei ihrer Veranlagung neigen solche Menschen leicht zu Zorn und leichter Heiterkeit." (zit. nach Mayer, Ueblecke, Saum: „Handbuch der Klosterheilkunde")

Die Therapie des Bluthochdrucks durch Heilpflanzen alleine ist eher bescheiden. Trotzdem können mehrere Heilpflanzen bei leichten und mittelschweren Formen der Hypertonie ergänzend zu medikamentösen Blutdruckmitteln eingesetzt werden. Dazu zählen:

Indische Schlangenwurz (Rauwolfia serpentina)

Das Gesamtextrakt aus der Rauwolfiawurzel wirkt, wegen des wirksamen Inhaltsstoffes Reserpin, deutlich blutdrucksenkend. Fertigarzneimittel in Form von Tropfen und Dragées sind erhältlich. Nebenwirkungen in Form von Müdigkeit, depressiver Verstimmung, verstopfter Nase können aber bei der Anwendung erhebliche Probleme bereiten.

Mistel (Viscum album)

In der Schulmedizin wird die Mistel hauptsächlich als zusätzliches Medikament in der Krebstherapie verwendet. In der Naturheilkunde wird sie (vor allem in der Homöopathie) auch als Mittel gegen hohen Blutdruck eingesetzt. Die Wirkung ist allerdings wissenschaftlich ungenügend abgesichert.

In früheren Zeiten war die Mistel eine wichtige magische Kultpflanze. Druiden ernteten sie mit goldenen Sicheln. Ihre Wirkung verlor sie angeblich, wenn sie zu Boden fiel.

Misteltee wird als Kaltauszug angesetzt, dabei lösen sich die schwach giftigen Stoffe Viscotoxin und Viscalbin nicht auf. Das Erwärmen des Tees soll die Heilwirkung der Mistel etwas mindern.

Mistelkrauttee

2,5 g Mistelkraut mit 1 Tasse kaltem Wasser übergießen, über Nacht ziehen lassen, abseihen. Täglich 1–2 Tassen trinken. (nach Mayer, Ueblecke, Saum: „Handbuch der Klosterheilkunde")

Weißdorn (Crataegus)

Weißdorn enthält biogene Amine, Flavonoide und Triterpensäuren, die eine positive Wirkung aus das Herz-Kreislauf-System haben. In der Volksheilkunde wurde der Weißdorn hauptsächlich zur Behandlung der Hypertonie, der Atherosklerose, der Herzschwäche und als Beruhigungsmittel verwendet.

Bei einer Überdosierung können unerwünschte Nebenwirkungen auftreten. Eine Langzeitanwendung ist nicht empfehlenswert.

Alkoholische Auszüge von Crataegus sind im Handel als Crataegan bzw. Crataegutt erhältlich.

Herzgespann (Leonurus cardiaca)

Herzgespann enthält Alkaloide, Gerb- und Bitterstoffe, Saponine und ätherische Öle. Herzgespann wirkt beruhigend und ist dabei fünfmal stärker als Baldrian. Es senkt den Blutdruck und verlangsamt den Herzrhythmus.

Aus dem Herzgespann werden Aufgüsse zubereitet (verwendet werden die oberirdischen Teile der Pflanze mit den Blüten, die während der Blütezeit geschnitten werden), aber auch alkoholische Auszüge (1:5 in 70%igem Alkohol).

Bocksdorn (Lycium barbarum)

Die Beeren des Bocksdorns werden in China als volksmedizinisches Mittel gegen Bluthochdruck eingesetzt (Goji). Einen wissenschaftliche Beweis zur Wirksamkeit gibt es aber nicht.

Pflanzenmischungen

Bei stressbedingtem Bluthochdruck kann eine Pflanzenmischung verwendet werden, die durch ihre beruhigende Wirkung den Blutdruck senkt, dabei aber keine direkte Wirkung auf das Blutgefäßsystem hat. Dazu zählen zum Beispiel Johanniskraut, Arnika und Melisse.

Bei rein nervös bedingtem Bluthochdruck wirkt folgende einfache Mischung: Johanniskraut 40 g, Schafgarbe 30 g, Melissenblätter 25 g und Arnika 5 g. Aus einem EL der Teemischung auf 1 Tasse Wasser bereitet man eine Abkochung (5 Minuten kochen) und trinkt von dem Tee tagsüber 1–2 Tassen.

> **Wichtig:** Die Einnahme von Heilpflanzen zur Blutdrucksenkung ist immer mit dem behandelnden Arzt absprechen!

Stressmanagement

Eine große Rolle bei Hochdruckpatienten spielt die kardiovaskuläre Überreagibilität auf Umgebungsreize, wie Angst, Wut, Ärger, Stress sowie körperliche oder psychische Belastungen.

Chronische Spannungszustände, wie beispielsweise familiäre oder berufliche Belastungen, Objektverluste (Tod oder Trennungen) oder Selbstwertprobleme, können zu einem dauerhaften Blutdruckanstieg führen, mit der Gefahr einer Chronifizierung.

Hochdruckpatienten sind oft leistungsbetont, haben ein hohes Ich-Ideal, sind zwanghaft, sensibel, pflichtbewusst, überangepasst und haben hohe eigene Ansprüche.

Um solche Situationen zu erkennen, kann es hilfreich sein, ein Tagebuch im Sinne eines Selbstbeobachtungsprotokolls (Ärger?, Stress?, Situation?, Stimmung?) zu führen.

Chronischer Stress stellt bei etwa 20–30 Prozent der Hypertoniker den Hauptfaktor für den Bluthochdruck dar.

Die wirkungsvollste Art, Stress abzubauen, ist die Veränderung der eigenen Stressreaktion durch eine gesunde Stressverarbeitung. Dabei ist es zunächst erforderlich, sich die eigenen Stressfaktoren bewusst zu machen, denn nur dann gelingt es, entsprechende Lösungsstrategien zu entwickeln.

Lernen Sie, NEIN zu sagen und dabei kein schlechtes Gewissen zu haben.

Die Fähigkeit, den Kopf frei zu bekommen, hilft uns, den Blutdruck zu senken.

Stress erhöht den Blutdruck über Stresshormone, wie etwa Adrenalin. Beruf, Verkehr, Rechnungen bezahlen, Partnerprobleme usw. erhöhen unseren Adrenalinspiegel und damit den Blutdruck, weil wir auf solche Stressoren nicht mehr angemessen reagieren. Gibt es für diese Stressoren keine adäquate Bewältigungsstrategie, kann es zu dauerhaft erhöhten Adrenalinwerten und damit zu einem dauerhaften Bluthochdruck kommen.

Neben einem vernünftigen Lebensstil sind es auch noch andere wichtige Grundbedürfnisse, die in der Aufrechterhaltung oder der Wiederherstellung der Gesundheit eine ganz wesentliche Rolle spielen, in der Schulmedizin aber nur eine – zu Unrecht – untergeordnete Bedeutung haben.

Sehr schön wird die Interaktion dieser Faktoren im sogenannten Medizinrad (nach Larry Bergström von der Mayo-Klinik) veranschaulicht.

Das Medizinrad zeigt einen ganzheitlichen Ansatz und teilt sich in vier Abschnitte, die sich in unterschiedlichem Maße gegenseitig beeinflussen, aber für eine harmonische Gesundheit eine wichtige Bedeutung haben.

Physik: Schulmedizinischer Zugang mit Laborbefunden, bildgebenden Verfahren etc.
Mental: Biochemie des Gehirns mit Störungen wie: Schlafstörungen, Konzentrationsproblemen, Appetitlosigkeit
Emotional
Spirituell

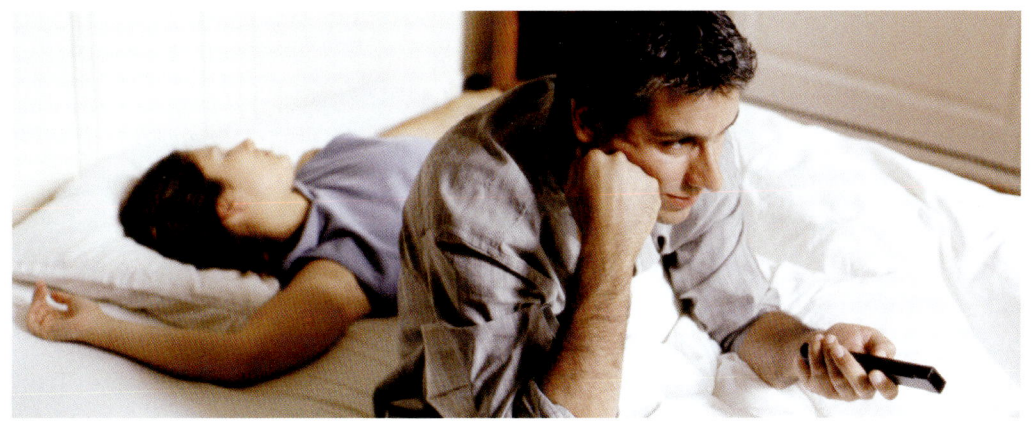

Jeder Bereich ist mit jedem verbunden und alle beeinflussen sich wechselseitig.

- Physik
- Spirituell
- Emotional
- Mental

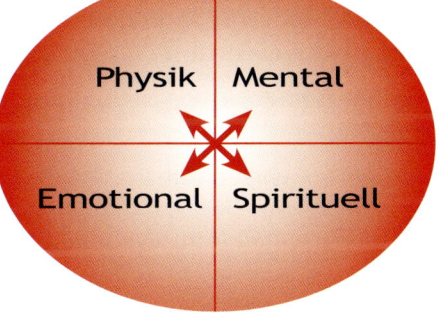

Daher:
- Bleiben Sie gelassen.
- Pflegen Sie gute Beziehungen.
- Lernen Sie, NEIN zu sagen.
- Reduzieren Sie Stress.
- Befreien Sie sich von negativen Gedanken.

Folgende Entspannungstechniken haben sich zum Stressabbau bewährt:
- Progressive Muskelrelaxation nach Jacobson
- Basissophronisation
- Meditationstechniken

- Wahrnehmung der eigenen Atmung
- Körperscan
- Autogenes Training nach Schultz
- Animal assisted Therapy
- Musiktherapie
- Tai Chi

Die progressive Muskelrelaxation nach Jacobson

Bei der progressiven Muskelrelaxation nach Jacobson werden verschiedene Muskeln oder Muskelgruppen von Kopf bis Fuß kurzfristig (für etwa fünf bis zehn Sekunden) mit maximaler Kraft angespannt und anschließend wieder entspannt (für etwa 30 Sekunden). Dabei kommt es zu einer zunehmenden (daher progressiven) Entspannung der gesamten Körpermuskulatur. Wichtig ist es, während der Anspannung ruhig weiterzuatmen und keine Pressatmung durch kurzfristiges Atemanhalten zu provozieren, denn das würde zu einem deutlichen Blutdruckanstieg führen.

Entwickelt wurde diese Methode von Jacobson in den Zwanziger Jahren des vorigen Jahrhunderts. Er hatte beobachtet, dass seelische Belastungen, Angst, Unruhe und Stress zu Verspannungen in verschiedenen Muskeln führen. Eine entspannte Muskulatur geht dagegen mit einem Ruhegefühl einher. Durch diese Wechselwirkung von muskulärer Spannung und psychisch-seelischer Befindlichkeit entwickelte er sein Entspannungsverfahren.

Tai Chi

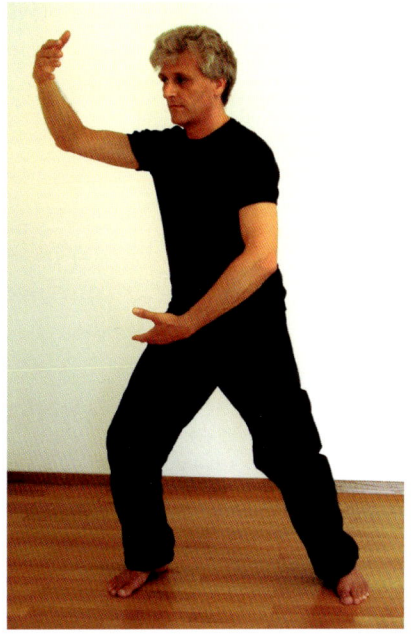

Tai Chi (Taijiquan), auch als Meditation in Bewegung bezeichnet, ist eine uralte chinesische innere „Kampfkunst", die sich hervorragend als Entspannungsmethode eignet.

Wissenschaftler der Johns Hopkins University zeigten auf einer Tagung der American Heart Association in Santa Fe, dass der systolische Blutdruck durch regelmäßiges Üben von Tai Chi signifikant gesenkt werden konnte. Der Effekt trat bereits nach drei Monaten regelmäßigen Übens ein.

Neben der positiven Wirkung der Tai-Chi-Übungen auf das Herz-Kreislauf-System sind noch weitere positive Gesundheitseffekt medizinisch bestätigt, wie: Verbesserung der Immunlage, Verminderung der Sturzgefahr durch Verbesserung der Körperkoordination und des Gleichgewichts.

Daneben sind die 10 Grundregeln des Tai-Chi-Übenden hervorragend zum Stressabbau geeignet:
Die folgenden „zehn Grundprinzipien" von Yang Chengfu fassen die angestrebte Körper- und Geisteshaltung eines Übenden zusammen. In den verschiedenen Stilen gibt es darüber hinaus eine Vielzahl von weiteren Prinzipien.

1. Den Kopf entspannt aufrichten
2. Die Brust zurückhalten und den Rücken gerade dehnen
3. Das Kreuz/die Taille locker lassen

4. Die Leere und die Fülle auseinander halten (das Gewicht richtig verteilen)
5. Die Schultern und die Ellenbogen hängen lassen
6. Das Yi (chinesisch 意 yì, Absicht, Intention') und nicht die Gewaltkraft (chinesisch 力 lì, Muskelkraft') anwenden
7. Die Koordination von Oben und Unten
8. Die Harmonie zwischen Innen und Außen
9. Der ununterbrochene Fluss (die Bewegungen sollen fließen)
10. In der Bewegung ruhig bleiben

Wahrnehmung der eigenen Atmung

Hierbei ist es wichtig, sich der eigenen Atmung, die sonst unbewusst abläuft, bewusst zu werden. Das kann man unterstützen, indem man eine Hand auf den Brustkorb oder den Bauch legt und bewusst die Bewegungen des Bauches oder Brustkorbes spürt.

Hilfreich ist es auch, auf die Atempausen zu achten. Es ist wichtig, sich diese Pausen bewusst zu machen. Diese Unterbrechungen der Atmung lässt sich auch gut als Metapher verwenden. Dass sich so ein wichtiger Vorgang wie die Atmung, ohne die wir nur kurze Zeit leben könnten, eine Pause gönnt und daher Pausen auch im täglichen Leben sinnvoll und notwendig sind, sollte man sich wirklich bewust machen.

Yoga ist für die Stressbewältigung deshalb gut geeignet, weil es neben den körperlichen Übungen auch Atemtechniken mit einbezieht. Dadurch gelingt es, den Stress „wegzuatmen".

Körperscanmethode

Hier kann man versuchen, bei geschlossenen Augen nachzuspüren (von Kopf bis Fuß), wo es Verspannungen gibt, wo gewisse Teile des Körpers nicht in einer gesunden Balance sind.

Wenn man diese Stellen aufgespürt hat, kann man versuchen, gezielt den entspannenden Atem oder Wärme in diese Regionen zu projiezieren.

Meditation

Bei geschlossenen Augen oder durch Fixation eines Punktes oder Gegenstandes, wie zum Beispiel eine flackernde Kerze, kann man den Geist zur Ruhe bringen. Störende Bilder oder Gedanken, die dabei auftauchen, soll man einfach vorbeiziehen lassen, sodass sie die Ruhe nicht stören.

Regelmäßige Meditation von 15–20 Minuten täglich kann das Risiko einer Herzattacke bei Patienten mit einer koronaren Herzkrankheit und einem hohen Blutdruck um 50% reduzieren. Das war das Ergebnis einer Studie, die von Schneider auf einer Tagung der American Heart Association in Orlando, Florida präsentiert wurde.
Zum Vergleich: Statine, Medikamente zur Senkung der Blutfette, senken das Risiko um 20–30%, gängige Medikamente zur Blutdrucksenkung um etwa 25–30%
Praktiziert wurde dabei die Transzendentale Meditation, bei der man sich auf die Wiederholung eines einzigen Tons oder auf ein Mantra konzentriert.

An Collegestudenten konnte gezeigt werden, dass die Transzendentale Meditation den Blutdruck senken, Stress reduzieren und die Konzentration verbessern kann.

Die positiven Ergebnisse der Studie sind aber nicht nur durch eine Transzendentale Meditation zu erwarten, sondern auch durch andere Körper-Geist-Methoden wie Tai Chi, Yoga, Zen etc.

Neben den positiven Effekten einer Meditation auf einen schon bestehenden Bluthochdruck, wurde in einer weiteren Untersuchung, die im American Journal of Hypertension veröffentlicht ist, gezeigt, dass bei jungen Erwachsenen eine regelmäßige Meditation die Entwicklung eines hohen Blutdrucks verhindern, psychischen Distress reduzieren und Bewältigungsstrategien verbessern konnte.
Das zeigt sehr eindrucksvoll, dass das Gehirn einen direkten, positiven Einfluss auf die Gesundheit nehmen kann.

Autogenes Training nach H. Schultz

Genauso wie die körperliche Leistungsfähigkeit durch Training verbessert wird, ist auch die Fähigkeit, sich zu entspannen, trainierbar (daher auch der Name Autogenes Training). Im Allgemeinen dauert es zwei bis drei Monate, bis man die Grundzüge des Autogenen Trainings verinnerlicht hat.

Wer Autogenes Trainig erlernt hat, steht nicht mehr so stark unter „Druck", wird gelassener, ruhiger und entspannter.

In verschiedenen Übungsstufen – am besten unter Anleitung eines Lehrers – werden im Sinne einer Selbstbeeinflussung Vorstellungen von Entspannung suggeriert. Eine Übungsabfolge könnte wie folgt aufgebaut sein:

- Übung: Ruhe und Konzentration.
- Übung: Ruhe und Schwere.
- Übung: Ruhe, Schwere und Wärme.
- Übung: Ruhe, Schwere, Wärme und Atmung.
- Übung: Ruhe, Schwere, Wärme, Atmung und Puls.
- Übung: Ruhe, Schwere, Wärme, Atmung, Puls und Stirnkühle.
- Übung: Rücknahme.

Die langsame Rücknahme sollte allerdings schon ab der ersten Übung eingebaut werden.

Kurzformulierungen im Sinne der Autosuggestion könnten etwa so lauten:
- Ich bin ganz ruhig.
- Meine Beine und Arme liegen schwer auf der Unterlage.
- Arme und Beine sind angenehm warm.
- Ich spüre, wie ich meinen Atem aufnehme und wieder hergebe.
- Mein Puls ist ruhig und regelmäßig.
- Meine Stirn ist angenehm kühl.

Daneben ist es auch wichtig, sich Wohltaten für die Seele zu gönnen: Spaziergänge, ein Hobby beginnen, das einen erfüllt, Ausstellungen und Museen sowie Vorträge besuchen. Neues lernen, wie zum Beispiel eine Sprache oder ein Musikinstrument oder neue Fertigkeiten wie Malen oder Zeichnen.

Selbstmotivation

Da die meisten Patienten mit einem hohen Blutdruck keine oder nur wenige Symptome aufweisen, ist die Motivation zu einer Lebensstiländerung meist nur in geringem Umfang vorhanden.

Folgende Punkte können bei der Motivierung zu einem gesunden Lebensstil hilfreich sein (nach R. Thielicke, Focus 52/2010, und F. Rist Psychologe an der Uni Münster):

■ Mit der eigenen Persönlichkeit kompatible Ziele finden, um dem Gehirn die Möglichkeit zu geben, Energie und Durchhaltevermögen bereitzustellen.

■ Ziele konkretisieren: Nicht „*mehr* Sport machen", sondern dreimal Joggen pro Woche.

■ Große Aufgaben in kleine Teilschritte zerlegen.

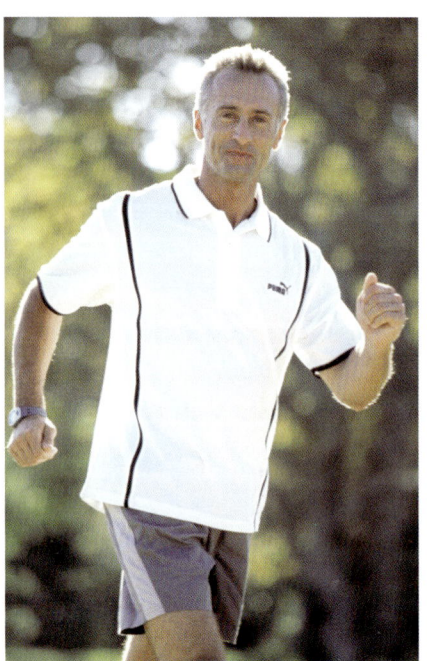

■ Sich geistig vorbereiten. Das gewünschte Ziel visualisieren (zum Beispiel sich um zehn Kilogramm schlanker vorstellen).

■ Neues erleben. Durch die Umstellung der Ernährung neue Geschmackserfahrungen machen. Dabei wird das Belohnungszentrum aktiviert.

■ Erfolge genießen. Sich für ein erreichtes Ziel belohnen, zum Beispiel mit einem neuen Kleid oder Anzug.

■ Rückschläge verarbeiten durch Ablenkung oder durch Gespräche mit anderen. Nach Veronika Brandstätter-Morawitz von der Uni Zürich sollte man immer dann Umsteuern, wenn der Antrieb nicht mehr die Herausforderung selbst ist – sondern die Angst vor dem Aufgeben.

Technische Methoden

Renale (Sympathikus-) Denervierung

Manchmal gelingt es auch nach Einhaltung aller nichtmedikamentösen Richtlinien und Einnahme mehrerer blutdrucksenkender Medikamente nicht, einen erhöhten Blutdruck zu senken. Bei einem nicht kontrollierten Bluthochdruck liegt die Gefahr, einen Schlaganfall innerhalb eines Jahres zu bekommen, bei rund 30 Prozent.

Seit einigen Jahren gibt es nun die Möglichkeit, auch bei solchen therapieresistenten Hochdruckpatienten durch eine neuartige Behandlungsmethode den Blutdruck zu senken.

Zum ersten Mal wurde in den 30er und 40er Jahren des vorigen Jahrhunderts beobachtet, dass man durch die chirurgische Ausschaltung des sympathischen Nervensystems Patienten mit einem hohen Blutdruck heilen konnte. Die Nebenwirkungen waren allerdings so stark (starke Blutdruckabfälle nach dem Aufstehen aus dem Bett), dass das Verfahren bald wieder aufgegeben wurde. Erst in den letzten Jahren wurde durch die Einführung von speziellen Kathetern, die nur Teile des sympathischen Nervensystems ausschalten, auf dieses Operationsverfahren zurückgegriffen. Da nur Teile des sympathischen Nervensystems ausgeschaltet werden, bleiben auch die gefürchteten unkontrollierten Blutdruckabfälle aus und die Methode ist zuverlässig.

Bei einer erhöhten Aktivität des sympathischen Nervensystems kommt es zu erhöhten Nervenaktivitäten in der Muskulatur und zu einer erhöhten Ausschüttung von Noradrenalin (einem Hormon des sympathischen Nervensystems). Durch die Denervierung gehen sowohl die Nervenaktivität als auch die Ausschüttung des Noradrenalins zurück. Parallel dazu sinkt auch der Blutdruck ab.

Bei dieser Denervierung werden die Nervengeflechte der Nierengefäße teilweise verödet, wodurch die erhöhte Nervenaktivität und somit die Ausschüttung von Noradrenalin unterdrückt wird. Diese Nervengeflechte haben eine große Bedeutung für die Blutdruckregulation, denn sensible Fasern um die Nierenarterien messen den Blutdruck und senden diese Information an das Gehirn. Aber auch das Gehirn selbst sendet sympathische Fasern an die Nieren und diese erhöhen den Blutdruck durch eine Veränderung der Nierenfunktion und durch Ausschüttung eines Hormons, dem Renin.

Das Verfahren wird interventionell, d.h. über einen Katheter, durchgeführt. Unter Röntgenkontrolle wird dabei durch die Leistenarterie ein Katheter in die Nierenarterien vorgeschoben. Unter Analgosedierung wird mittels Hochfrequenzstrom bei bis zu 70 Grad Celsius das Nervengeflecht um die Nierenarterien an mehreren Stellen verödet. Die Arterie selbst bleibt dabei unverletzt.

Die Behandlung wird stationär durchgeführt, die Patienten können meist am darauffolgenden Tag wieder nach Hause gehen. Der Blutdruck wird sich langsam innerhalb der nächsten Wochen und Monate deutlich verbessern. Eine Wirkung ist bis zwei Jahre nach dem Eingriff zu erwarten.

Während des Eingriffs schlafen die Patienten und bekommen ein schmerzstillendes Medikament. Dabei sind sie während der Behandlung ständig überwacht.

Die Dauer des Eingriffs beträgt derzeit noch etwa 40 Minuten. In Kürze kommen Sonden mit mehreren Polen auf den Markt, sodass der Eingriff deutlich verkürzt werden kann. Für die Denervierung beider Nierenarterien benötigt man dann nur mehr 15–20 Minuten.

Der Eingriff ist sicher und nebenwirkungsarm. Schwerwiegende Komplikationen wurden bisher nicht beobachtet.

Überraschenderweise führt die Ausschaltung dieser Nerven um die Nierenarterien nicht nur zur Blutdrucksenkung. Auch andere Effekte, die durch die Aktivierung des sympathischen Nervensystems ausgelöst werden, können mit dieser Behandlung positiv beeinflusst werden.

Der Körper entspannt sich, die Leber produziert weniger Glucose. Die Patienten berichten nach dem Eingriff oft über eine Verbesserung der inneren Unruhe und über einen erholsameren und besseren Schlaf.

Eine Studie der Psychologin Fischer zeigte zudem eine bessere Stresstoleranz von Hochdruckpatienten nach der Behandlung.

Catheter-based Radio Frequency Energy Application

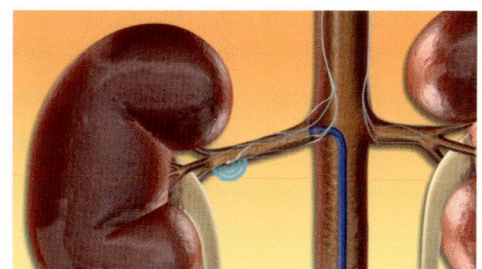
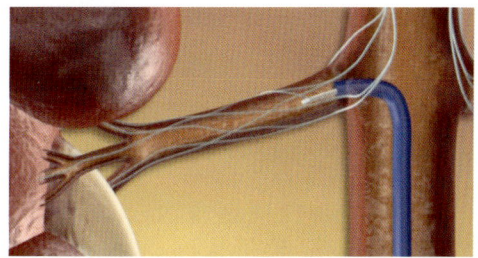
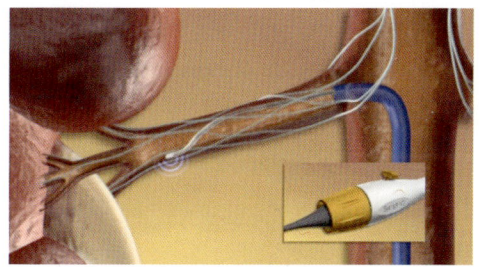
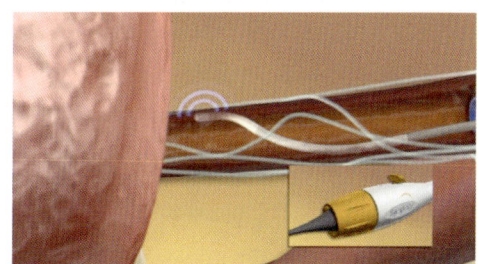
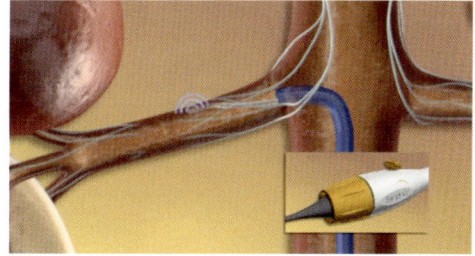

Durch die Hemmung der Aktivität des sympathischen Nervensystems mittels der Ausschaltung der Nerven (renale Denervierung) scheint diese Methode auch bei Erkrankungen hilfreich zu sein, bei denen eine Überaktivierung des Sympathikus besteht, wie zum Beispiel bei Diabetes mellitus Typ II, dem Schlaf-Apnoe-Syndrom, dem Vorhofflimmern, der Herzinsuffizienz und vor allem bei der sogenannten diastolischen Herzschwäche, für die es bisher keine gute Behandlungsmöglichkeit gibt.

Nach den bisherigen Beobachtungen führt die renale Sympathikusdenervierung zu einer

- signifikanten RR-Senkung
- mit geringer Nebenwirkungsrate
- bei medikamentös austherapierten Patienten
- mit in Studien gezeigtem physiologischem Effekt,
- unabhängig von der Compliance.

Nur bei etwa zehn Prozent der Patienten kann auch durch diesen Eingriff der Blutdruck nicht gesenkt werden. Die Gründe dafür sind bis jetzt noch nicht genau bekannt und müssen weiter erforscht werden.

Barorezeptorstimulation

Für Patienten, bei denen eine Ausschaltung der Nierenarterien keinen Erfolg brachte, besteht die Möglichkeit, eine Blutdrucksenkung dadurch zu erreichen, dass man die Druckrezeptoren an der Halsschlagader (Barorezeptoren) stimuliert.

Mittels eines Blutdruck-Schrittmachers werden diese Druckrezeptoren stimuliert und auf diesem Wege der Blutdruck gesenkt.

Dazu ist allerdings ein relativ schwieriger operativer Eingriff notwendig, sodass diese Option nur ausgewählten Patienten vorbehalten bleibt.

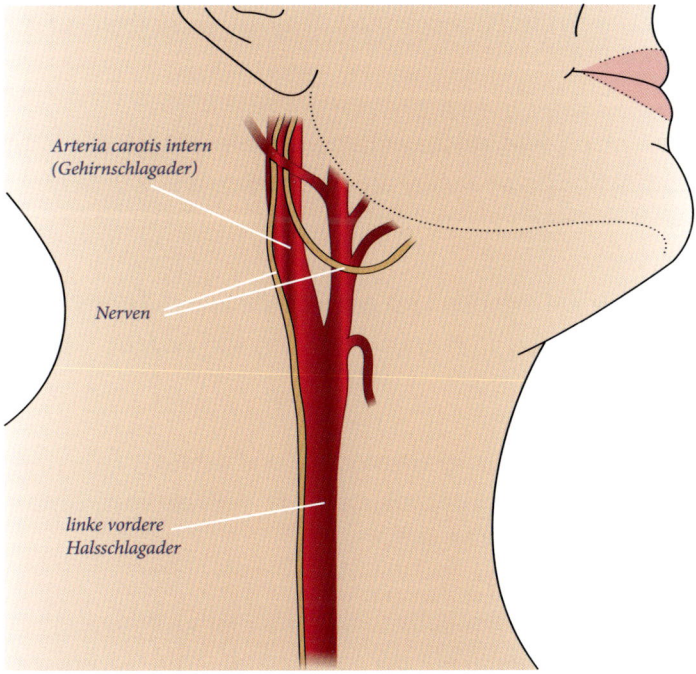

Arteria carotis intern
(Gehirnschlagader)

Nerven

linke vordere
Halsschlagader

Impfungen

Große Hoffnungen wurden in den vergangenen Jahren in eine Blutdruckimpfung gesetzt. Dabei sollte durch die Impfung die Aktivität des stark gefäßverengenden Hormons Angiotensin gesenkt werden. Die Ergebnisse waren enttäuschend und die Studien dazu wurden mittlerweile eingestellt.

Kneippanwendungen

Früher hat man auch von einem roten Hochdruck gesprochen, weil er beim Patienten schon rein äußerlich an der „blühenden" Gesichtsfarbe zu erkennen ist. Dieser rote Bluthochdruck reagiert auch sehr gut auf Kneippanwendungen.

Anton Sebastian Kneipp war ein bayerischer Priester. Er ist der Vater der Kneipp-Medizin. Kneipp erkrankte an Tuberkulose und wurde durch Bäder in der eiskalten Donau wieder gesund.

Durch diese Erfahrung am eigenen Leib entwickelte er in weiterer Folge die Wasseranwendungen (Hydrotherapie) in Form von Bädern, Güssen, Wassertreten usw.

Die Kneipp-Medizin ist eine Ganzheitsmedizin und umfasst neben der Hydrotherapie noch eine Ernährungstherapie mit Vollwertkost, Fastenkuren, Bewegungstherapie und Heilpflanzen.

Eine Kneippkur zur ergänzenden Behandlung des Bluthochdrucks muss ärztlich überwacht werden, denn nur der sogenannte „rote Hochdruck"

reagiert gut auf Kneippanwendungn, während der „weiße Hochdruck"
bei chronischen Nierenerkrankungen und der „blaue Hochdruck" bei
Lungenerkrankungen für Kneippanwendungen nicht geeignet sind.

Kneippanwendungen bei Bluthochdruck
Unterguss, Kurzwickel, ansteigende Armbad, kaltes und aufstei-
gendes heißes Armbad!

Sauna

Bei erhöhtem Blutdruck nimmt der Blutdruck durch das Saunieren meist
deutlich ab. Auch die subjektiven Beschwerden, wie Kopfschmerzen,
gehen deutlich zurück. Das ist durch die Abnahme des peripheren Wi-
derstandes durch die Wärme um 40 Prozent (Entkrampfung der Gefäße) durchaus zu verstehen.
Nicht geeignet ist ein Saunagang bei schwerem, nicht eingestelltem
Bluthochdruck. Es sollte vor allem keine abrupte Abkühlung nach einem
Saunagang durchgeführt werden.

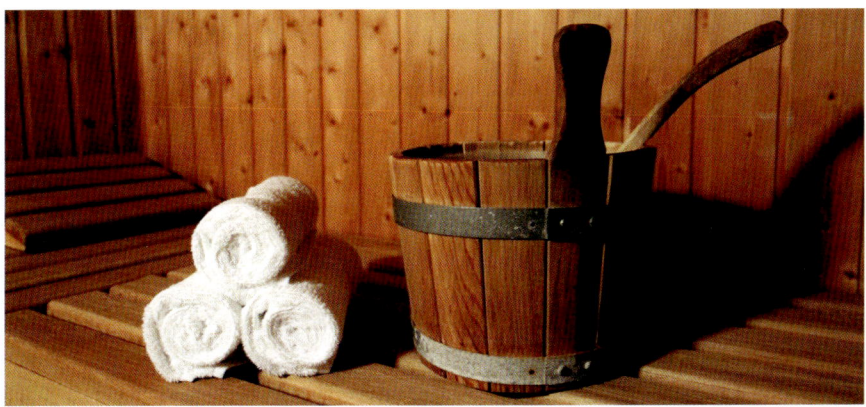

Meerwassertrinkkuren

Interessant und praktisch wichtig sind die anerkannten Wirkungen des Meerwassers auf die Kreislauforgane. Von mehreren Untersuchern (Schlegel, Heisler, Siemens, Haeberlin) wurde bei Blutdruckerhöhung ein Absinken des Blutdrucks und der Pulsfrequenz bei gleichzeitig vermehrter geistiger Leistungsfähigkeit beobachtet. Das ist insofern merkwürdig, weil man gewöhnlich bei erhöhtem Blutdruck eine kochsalzarme Ernährung empfiehlt (Koch, Volhard). Erklärt wird die blutdrucksenkende Wirkung des Meerwassers mit den vorhandenen Gegenspielern des Natriums (die Kationen Kalzium, Magnesium und Kalium), die das Natrium unschädlich machen.

Die bessere Blutlöslichkeit des Cholesterins durch Magnesium ist auch eine weitere Erklärung für die blutdrucksenkende Wirkung des Meerwassers, weil dadurch das Cholesterin als Ursache für die Blutdrucksteigerung über eine Arteriosklerose ausgeschaltet ist.

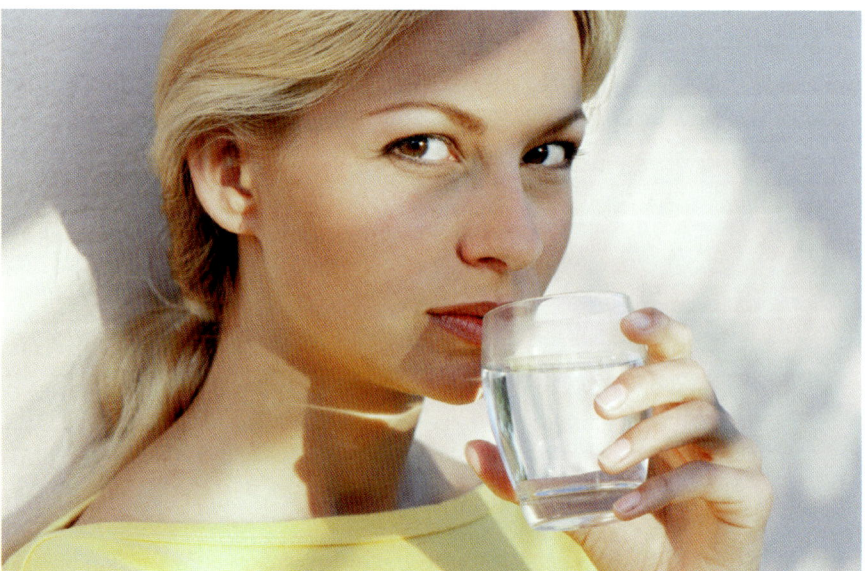

Sonnenbäder

Die Infrarotstrahlen erweitern die Haargefäße (Kapillaren) bis in die Muskelschichten hinein, sodass die Haut, das Unterhautgewebe und die obersten Muskelschichten stärker durchblutet werden. Das führt zu einer deutlichen Blutdrucksenkung und auch zu einer Steigerung des gesamten Stoff- und Energieumsatzes.

Wichtig: Der Kopf muss sorgfältig vor einer direkten Sonnenbe- strahlung geschützt werden. Ausreichender Sonnenschutz. Keine Sonnenbäder bei Bluthochdruck mit bestehender Arteriosklerose.

Weitere physikalische Maßnahmen zur Blutdrucksenkung

Ansteigende oder wechselwarme Unterschenkelbäder (täglich, mindes- tens jeden zweiten Tag), warme Bürstenbäder (34 – 36 Grad C), warme, vorsichtig und individuell dosierte Kohlensäurebäder, Klimakuren im Mittelgebirge, später auch in größeren Höhen, Blutegel im Nacken sind weitere Möglichkeiten, um den Blutdruck dauerhaft zu senken.

Übungen

Morgenübungen
gleich nach dem Aufstehen

Die folgenden Übungen dienen der Blutdrucksenkung.
Dauer: ca. 15 Minuten, Empfehlung: täglich

1. Übung: Aktivierung des Magens und der Milz
mit Bauchspeicheldrüse

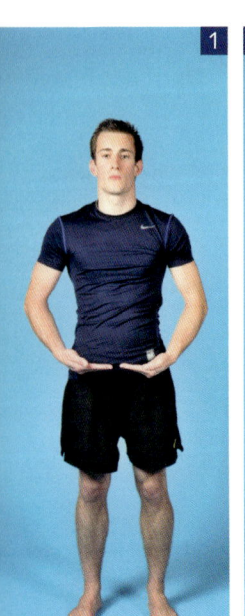 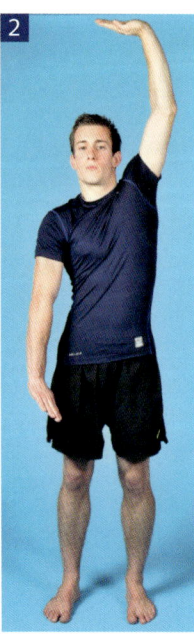

Ausgangsstellung: Schulterbreiter Stand, Beine leicht abgewinkelt.

Ausführung: Die linke Hand wird nach oben geführt und die Handfläche schaut ebenfalls nach oben, die rechte drückt nach unten und die Handfläche
schaut nach unten. Es soll eine spürbare Spannung quer durch den Körper gehen (einatmen). Anschließend die Hand senken, die Spannung locker lassen (ausatmen). Anschließend die Bewegung nach oben mit der rechten Hand durchführen.

Wiederholungen: 3 x jede Seite.

Wichtig:
Der Oberkörper bewegt sich in keine Richtung.

2. Übung: Hüft-/Knie-/Sprunggelenksmobilisation

Ausgangsposition: Beine gegrätscht und abgewinkelt. Die Hände umfassen die Knie. Die Belastung ist auf der Ferse und Fußaußenkante bis zum Kleinzehenballen.

Ausführung: Beide Knie werden mit den Händen nach außen gedreht. Anschließend nach innen gedreht.

Wiederholungen: Bei Damen: 15 x nach außen, 5 x nach innen drehen. Bei Herren: 15 x nach innen, 5 x nach außen.

Wichtig: Immer auf der Fußaußenkante bleiben.

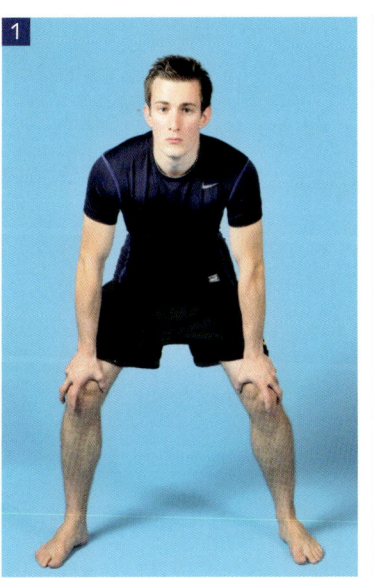 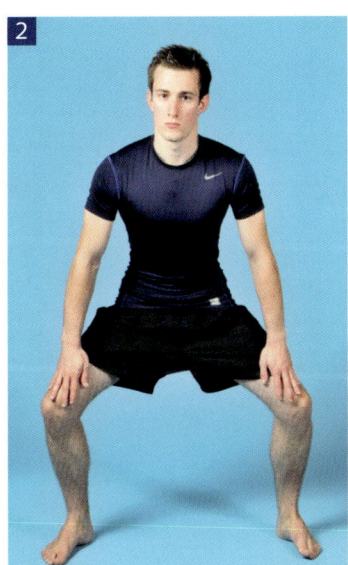 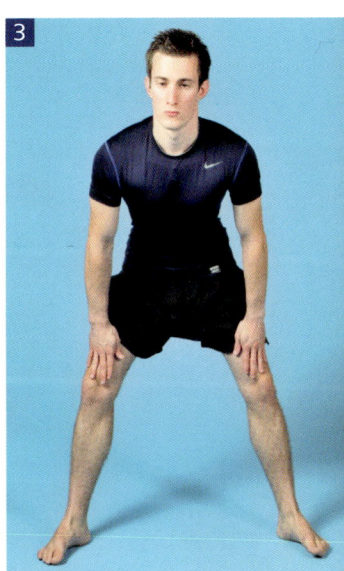

3. Übung: Aktivierung der Lunge und des Dickdarmes

Ausgangsstellung: Schulterbreiter Stand. Hände liegen auf der Seite. Handfläche schaut nach vorne. Beine leicht abgewinkelt.

Ausführung: Beide Hände bewegen sich leicht abgewinkelt nach vorne bis zur Höhe des Herzens (einatmen). Anschließend die Handfläche nach unten drehen und wieder senken. Gleichzeitig dreht sich der Oberkörper auf die linke Seite und der Kopf blickt über die linke Schulter (ausatmen). Anschließend die Handflächen wieder nach vorne drehen und die Hände wieder Richtung Herzhöhe führen, gleichzeitig den Oberkörper wieder zur Mitte drehen (einatmen). Anschließend das Gleiche zur anderen Seite.

Wiederholungen: Jede Seite 3 x.

Wichtig: Bauchmuskelspannung halten. Hüfte darf sich nicht bewegen.

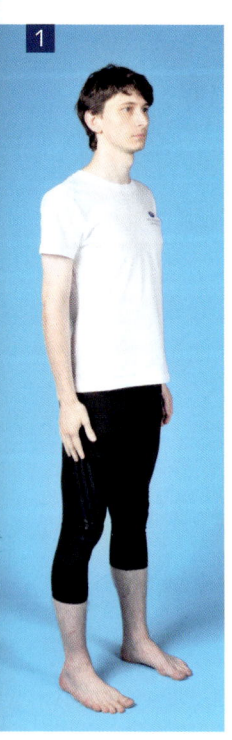
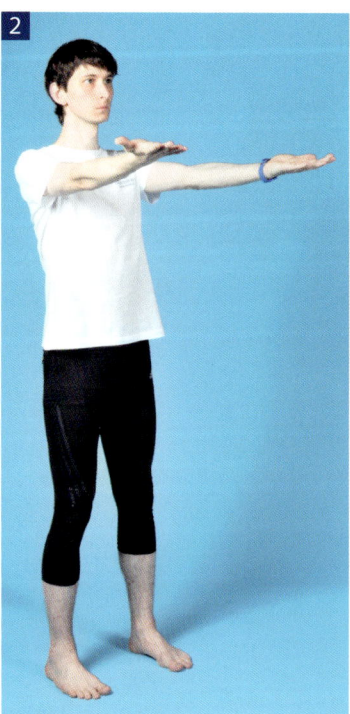
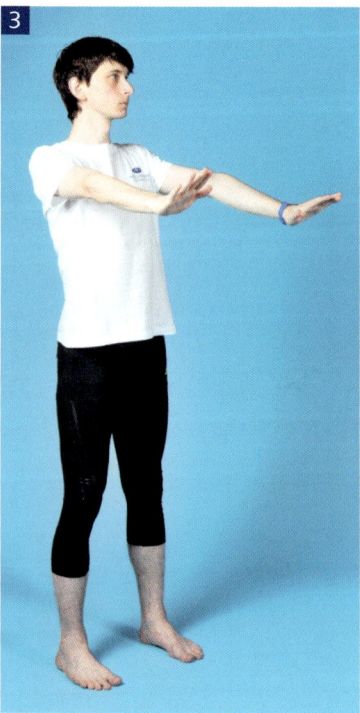
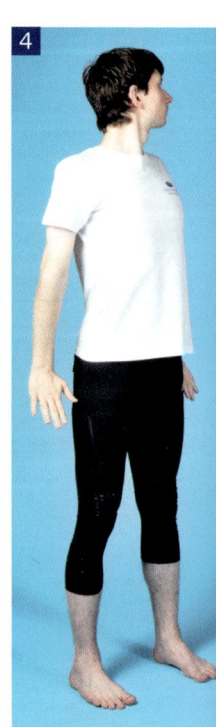

4. Übung: Aktivierung des Herzens und des Dünndarmes

Ausgangsstellung: Beine sind gegrätscht und abgewinkelt. Hände umfassen den Oberschenkel. Daumen schaut zurück.

Ausführung: Der Oberkörper wird zur linken Seite und gleichzeitig nach unten und auf die rechte Seite gedreht. Dabei die Lendenwirbelsäule und Halswirbelsäule leicht überstrecken (ausatmen). Anschließend den

Körper zur Mitte drehen (einatmen) und vorsichtig aufrichten (ausatmen), einatmen und beim nächsten Mal ausatmend in die andere Richtung bewegen.
Wiederholungen:
3 x in jede Richtung.

Wichtig: Die Bewegung ganz vorsichtig durchführen, nicht zu weit überstrecken.

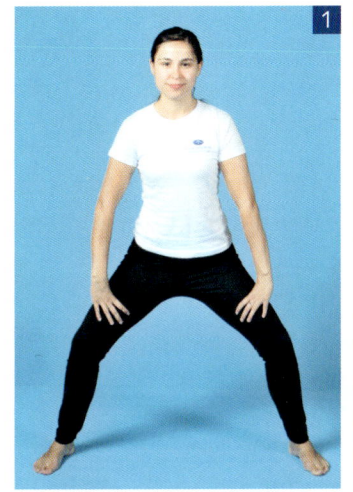
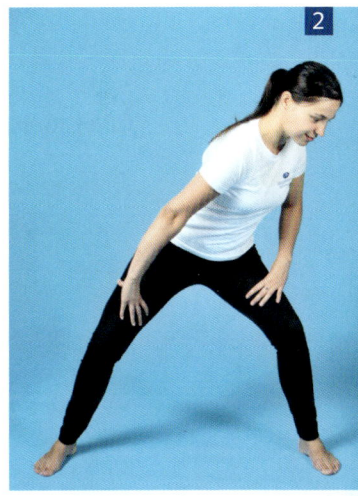

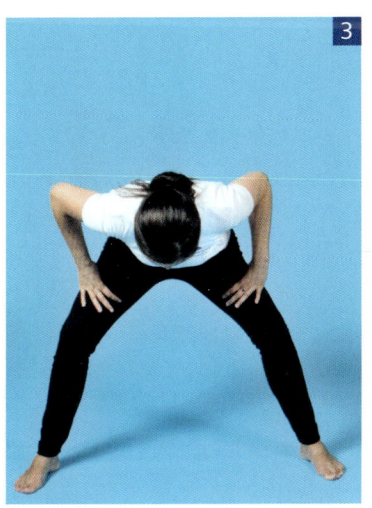
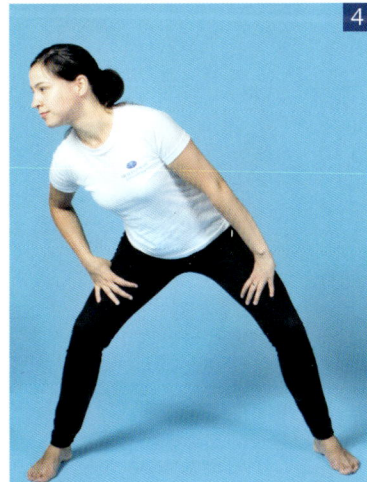
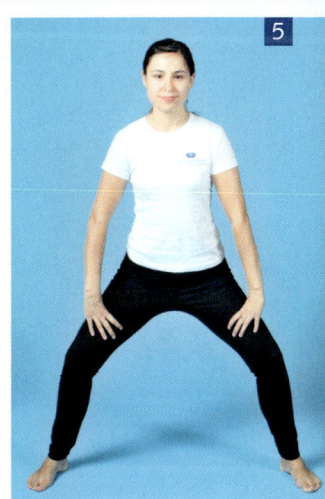

5. Übung: Aktivierung der Niere und Blase

Ausgangsstellung: Schulterbreiter Stand.

Ausführung: Mit dem Oberkörper und den Armen nach unten gehen, die Beine sind leicht abgewinkelt. Die Zehen zum Körper ziehen und mit den Fingern die Zehen fassen. Beine dabei durchstrecken (ausatmen). Anschließend Beine wieder leicht abwinkeln und aufrichten (einatmen). Beide Hände zu den Nieren geben und den Körper leicht nach hinten biegen (ausatmen). Anschließend wieder zur Grundstellung zurückgehen (einatmen).

Wiederholungen: 3 x nach unten gehen und 3 x zurückbiegen.

Wichtig: Sollte man mit den Fingerspitzen die Zehen nicht erreichen, greift man mit den Händen zum Unterschenkel. Nicht überstrecken!

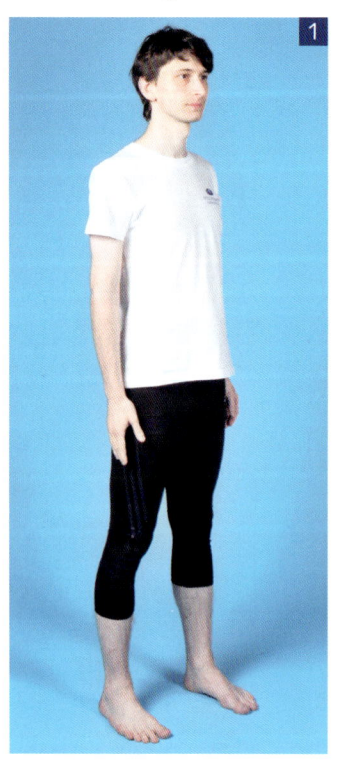 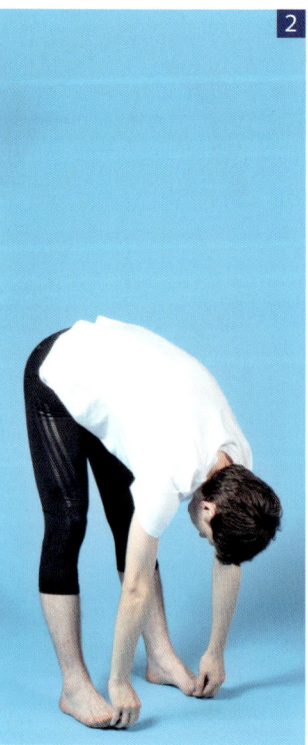 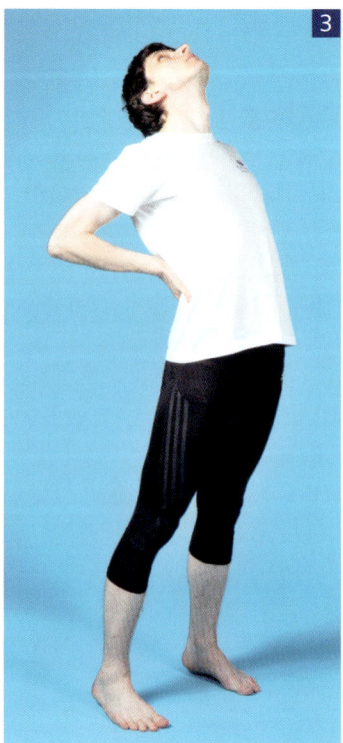

6. Übung: Aktivierung der Leber und Gallenblase

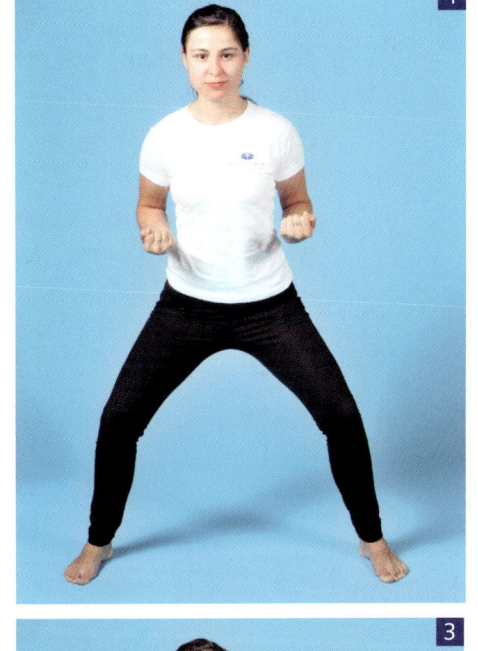

Ausgangsstellung: Beine sind gegrätscht und abgewinkelt und die Hände ballen eine Faust.
Ausführung: Mit der linken Hand nach vorne boxen (ausatmen), gleichzeitig
die Augen ganz weit öffnen, Hand heranziehen, Finger öffnen (einatmen).
Anschließend mit der rechten Hand nach vorne boxen, Augen öffnen und
heranziehen und Finger öffnen.
Wiederholungen: 3 x jede Hand.

Wichtig: Die Bewegung zornig durchführen.

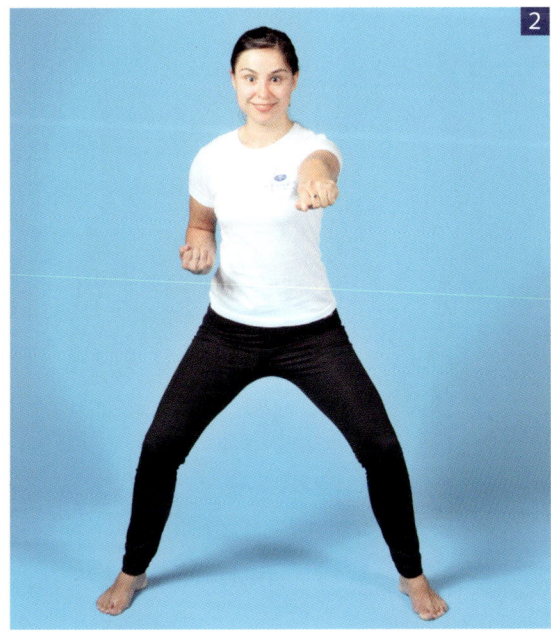

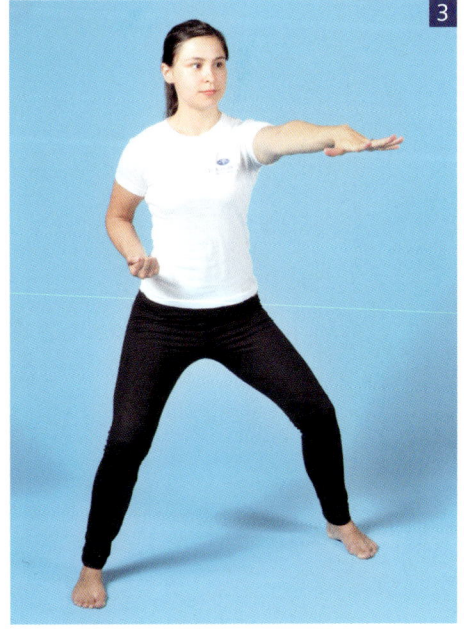

7. Übung: Aktivierung des Zwerchfells

Ausgangsstellung: Schulterbreiter Stand, die Finger verschränken.
Ausführung: Beide Hände über den Kopf nach oben strecken. Handfläche schaut nach oben, gleichzeitig auf den Zehenspitzen stehen (einatmen). Hände und Fersen wieder senken (ausatmen). Hände bleiben nicht durchgestreckt über dem Kopf. Anschließend den Körper auf die linke und rechte Seite dehnen (einatmen), Hände wieder senken und in die Ausgangsstellung gehen (ausatmen).
Wiederholungen: 3 x.

Wichtig: Handrücken ist direkt über dem Kopf.

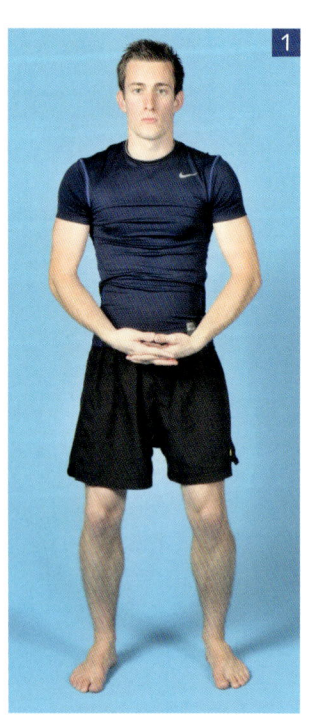 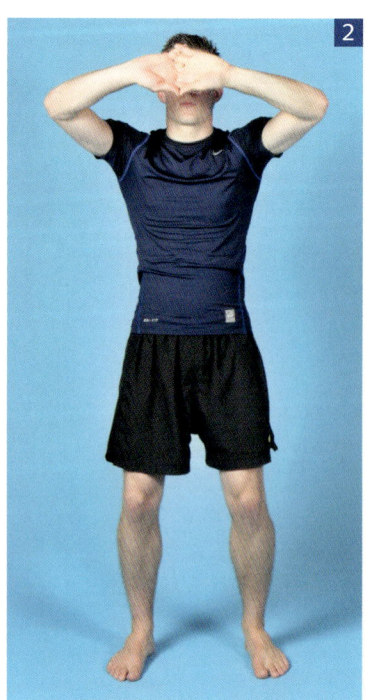 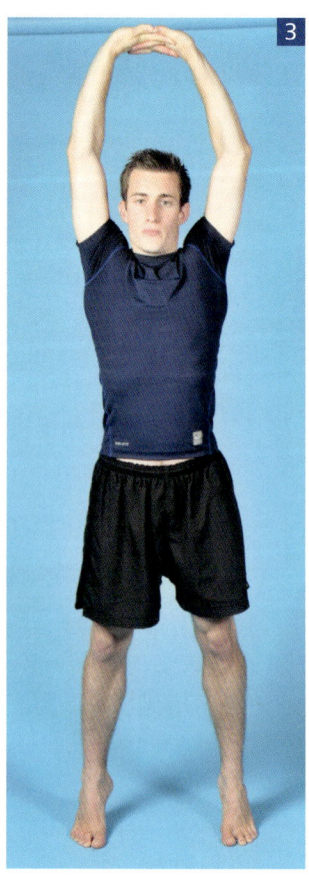

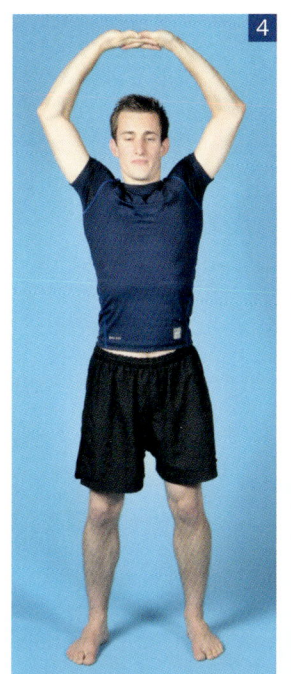

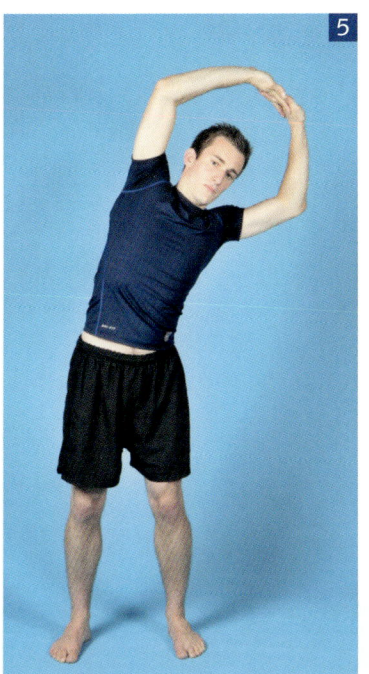

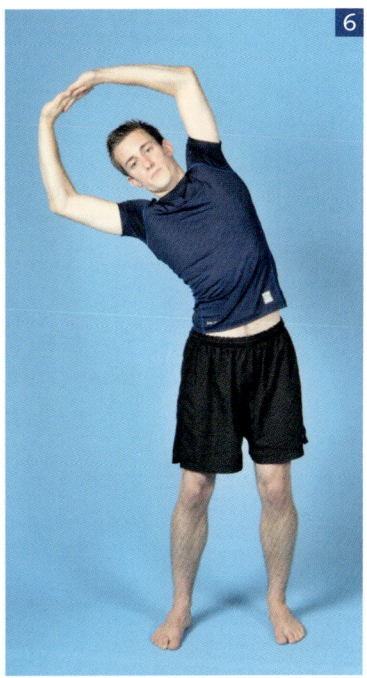

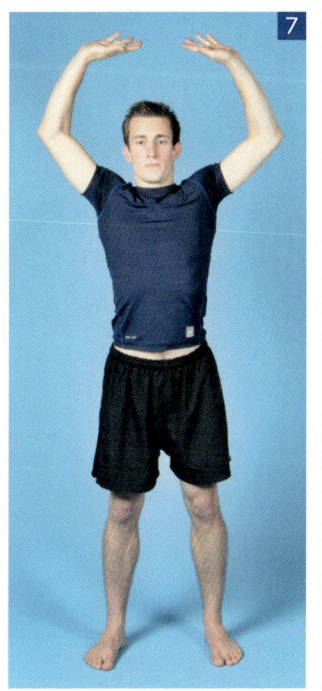

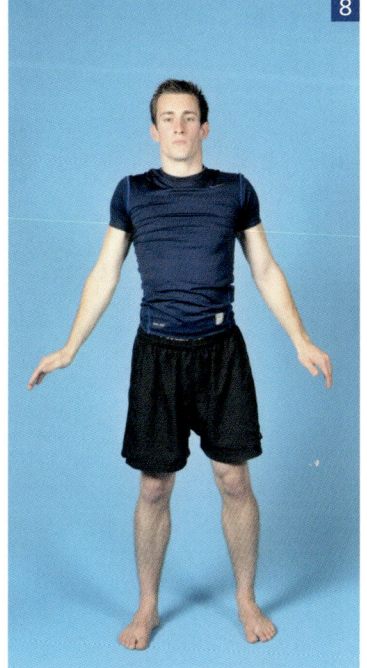

Fußparcours

in der Heiltherme Bad Waltersdorf

Dauer 10–20 Minuten
Sie können die Übungen natürlich den Gegebenheiten in Ihrer Umgebung anpassen. Wichtig ist die regelmäßige Durchführung.

1. Übung: Walzenseitgang, Zehen- und Fußgewölbsmuskel-Training

Ausführung: Gehbewegung seitwärts, mit den Zehen „greifen".
Wiederholungen: 5 x.

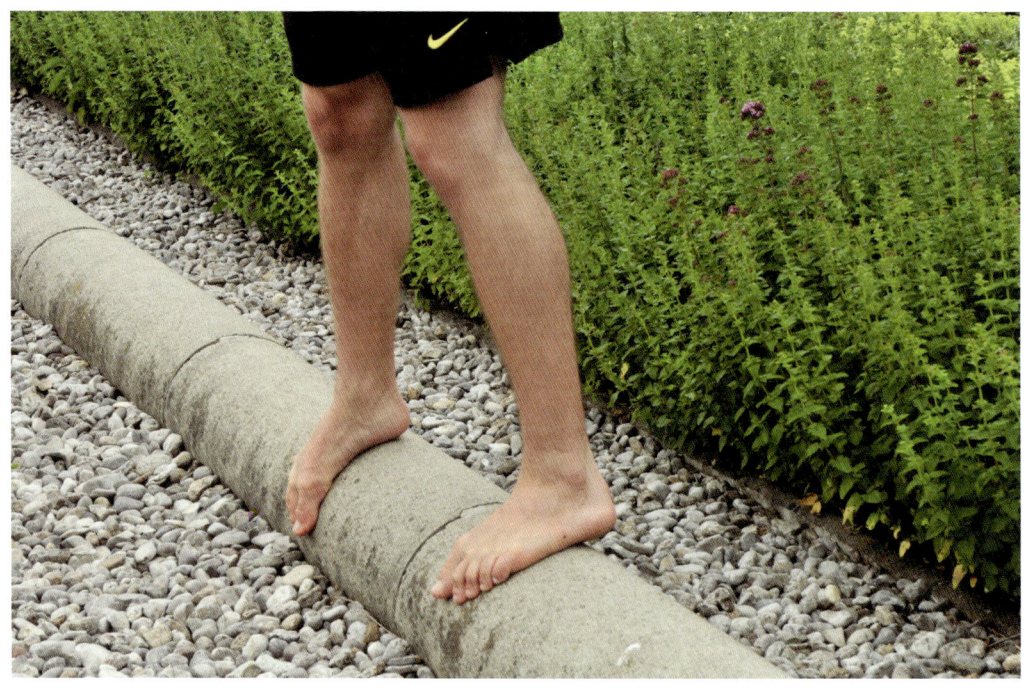

2. Übung:
Sockelgang, Training für oberes und unteres Sprunggelenk

Ausführung: Gehen mit Abroll-
bewegung Ferse – Zehen.
Wiederholungen: 5 x.

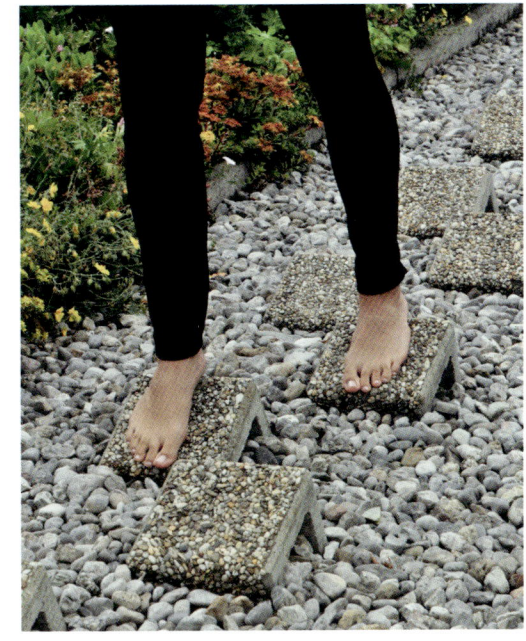

3. Übung:
Keilgang, Training für Sprunggelenks- und Wadenmuskeln

Ausführung: Gehen mit vollem
Sohlenauftritt.
Wiederholungen: 5 x.

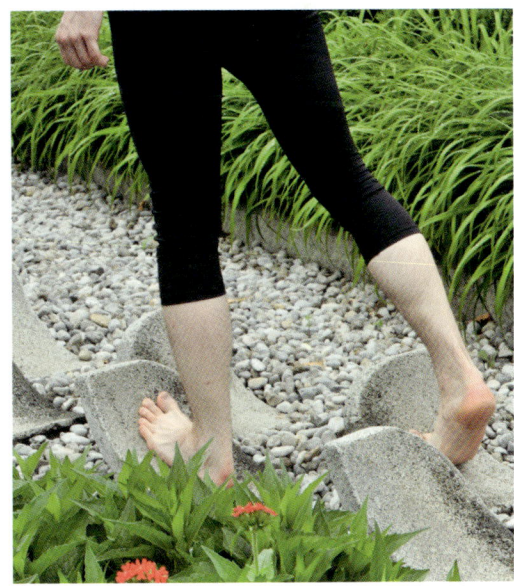

4. Übung: Firstgang, Sprunggelenks-Training

Ausführung: Gehen auf Fußaußenkanten.
Wiederholungen: 5 x.

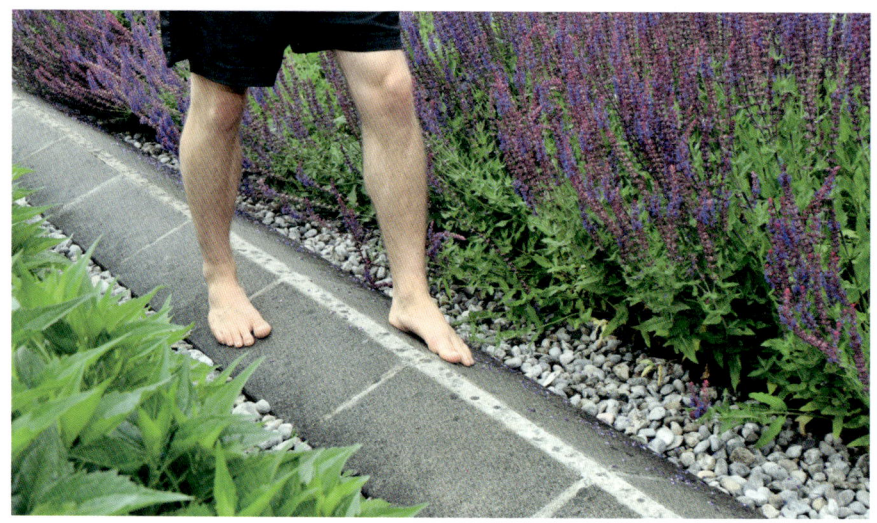

5. Übung: Nockengang, Sprunggelenks- und Wadenmuskel-Training

Ausführung: Abrollen
über den ganzen Fuß.
Wiederholungen: 5 x.

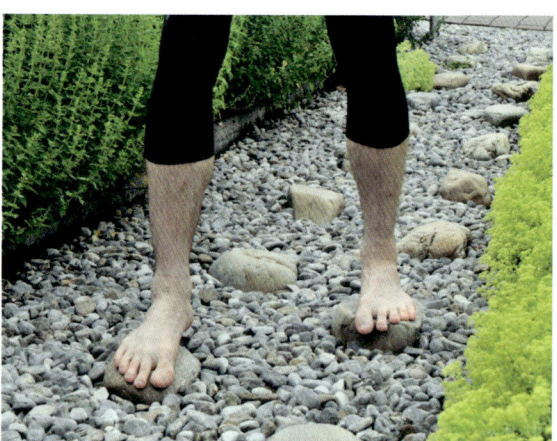

6. Übung: Fußwohlfühlstrecke, Massage und Sensibilisierung der Fußsohle

Ausführung: Bewusstes Gehen.
Wiederholungen: 5 x.

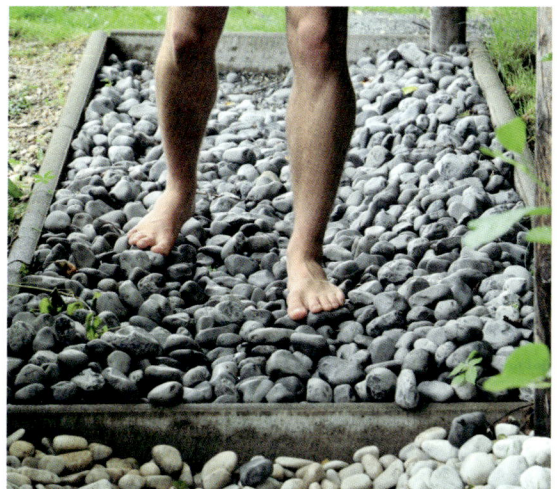
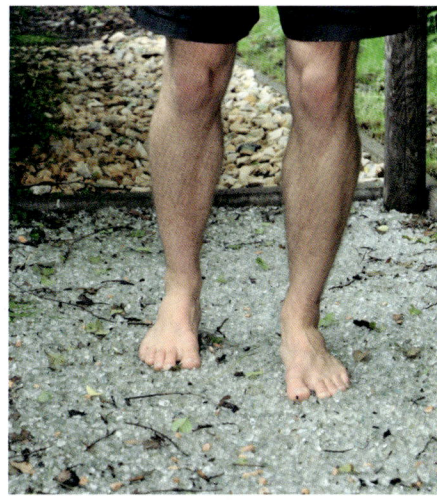
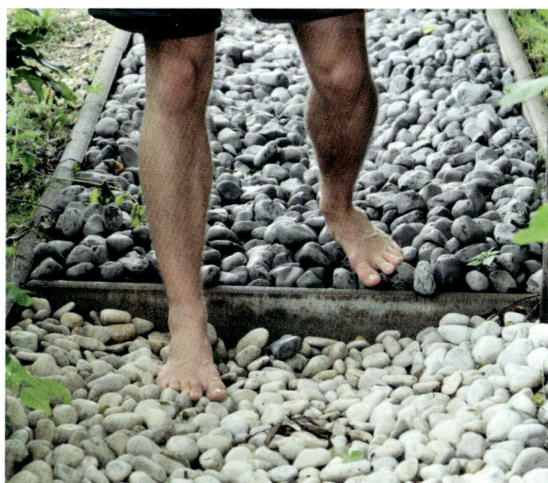
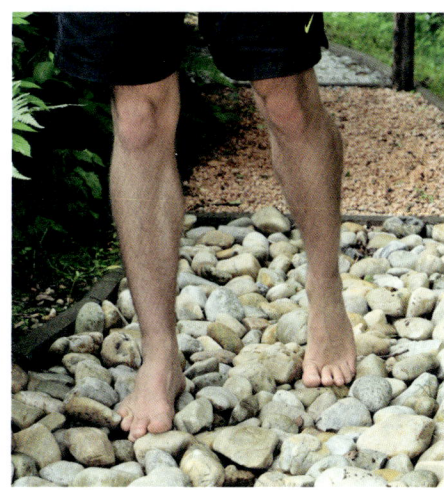

Quelle: Thomas Lovse, Peter Fuchs, Bewegt durch den Alltag, Verlagshaus der Ärzte

Die Autoren

Ass.-Prof. Dr. med. Helmut Brusseé

Ass.-Prof. Dr. Helmut Brusseé, geb. 1952 in Graz, Praktischer Arzt, Facharzt für Innere Medizin mit den Zusatzfächern: Kardiologie, Internistische Intensivmedizin, Internistische Sportheilkunde.
Schwerpunkte: Interventionelle Kardiologie (interventionelle Therapie des Bluthochdrucks und TREND), kardiologische Intensivmedizin, kardiologische Notfallmedizin.
Mitbegründer der Arbeitsgemeinschaft für Notfallmedizin (AGN) in der Steiermark, Präsident der AGN 1998, permanent im Vorstand der AGN, Organisation regelmäßiger Fort- und Weiterbildungen für Intensivmedizin und Notfallmedizin.

Dr. med. univ. Nina Mariella Valentin

Dr. Valentin, geb. 1978 in Graz, Praktische Ärztin, tätig als Stationsärztin an der Klinischen Abteilung der Kardiologie am LKH Graz, Schwerpunkt: Bluthochdruck, Stressmanagement.

Literaturverzeichnis

Prof. Dr. Goldberg, Prof. Dr. Paschinskij; Heilpflanzen in der Hypertoniebehandlung; Universitätsverlag, Jena GmbH

JH. Schilcher, S. Kammerer; Leitfaden Phytotherapie; Urban&Fischer Verlag

Dr. med. E. Schneider; Nutze die Heilkraft unserer Nahrung; Saatkorn Verlag

Dr. med. E. Schneider; Nutze die Heilkraft der Natur; Saatkorn Verlag

Dr. Mayer, Dr. Uehleke Pater Sahm; Handbuch der Klosterheilkunde; Zabert Sandmann

Dr. med. A. Meng, Dr. med. W. Exel; Chinesisch Heilen; Kneipp Verlag

J. Lafer, H. Brussee, R. Gasser; So schmeckt das Leben; Verlagshaus der Ärzte

R. Gasser, J. Lafer; Die Kreta Diät; Falken Verlag

M. Bläuel, R. Gasser; Olivenöl, Die Medizin auf dem Teller; Verlagshaus der Ärzte

GALL PHARMA

Qualität von Gall:
Vertrauen Sie auf das Original!

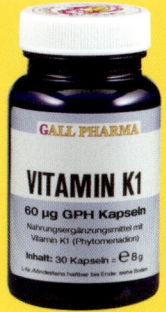

Vitamin K1 60 µg GPH Kapseln

Der genaue Bedarf kann nur geschätzt werden, gesunde Erwachsene haben einen täglichen Bedarf von 60 - 80 µg (DACH-Wert). Mit einer Kapsel täglich versorgen Sie ihren Körper mit dem notwendigen Tagesbedarf an Vitamin K1.

Weissdorn 120 mg GPH Kapseln

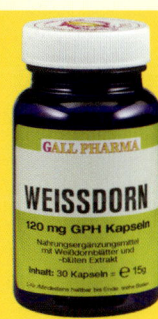

enthalten 120 mg Weißdornextrakt aus Blättern und Blüten mit einem standardisierten Flavonoidgehalt von 2,3 mg pro Kapsel. Bei der Produktion werden keine Zusatzstoffe wie Konservierungsmittel, Farb- oder Geschmacksstoffe eingesetzt.

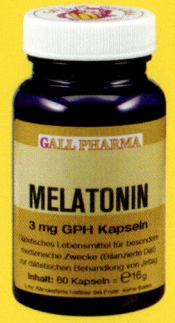

Melatonin 3 mg GPH Kapseln

- Verbesserung der Schlafqualität
- Verkürzung der Einschlafzeit
- reguliert den Biorhythmus
- verbessert den Schlaf-Wachrhythmus

Erhältlich in Apotheken und Fachdrogerien oder direkt bei Gall-Pharma GmbH,
A-8750 Judenburg,
Tel.: 03572/86996, Fax DW 9
weitere Informationen unter: www.gall.co.at, www.ice-power.at

Glossar

Adipositas: Übergewicht. Meist bestimmt nach dem BMI.

BMI: Body Mass Index. Körpergewicht geteilt durch das Quadrat der Körpergröße in Meter.

Compliance: Einhalten von Verhaltensmaßregeln.

Diastolischer Blutdruck: Druck, der durch die Erschlaffung des Herzmuskels entsteht.

First-line-Medikament: ein Medikament, das als erstes in der Hochdruckbehandlung eingesetzt wird.

Herzinsuffizienz: Herzschwäche

Kontraktion des Herzmuskels: Zusammenziehen, Verkürzung der Herzmuskulatur.

Outcome: in der Medizin das Ergebnis einer präventiven oder therapeutischen Maßnahme.

Sympathektomie: Ausschaltung des sympathischen Nervensystems.

Systolischer Blutdruck: Druck, der durch die Kontraktion des Herzmuskels entsteht.

Trend: Transfemorale renale Denervierung.

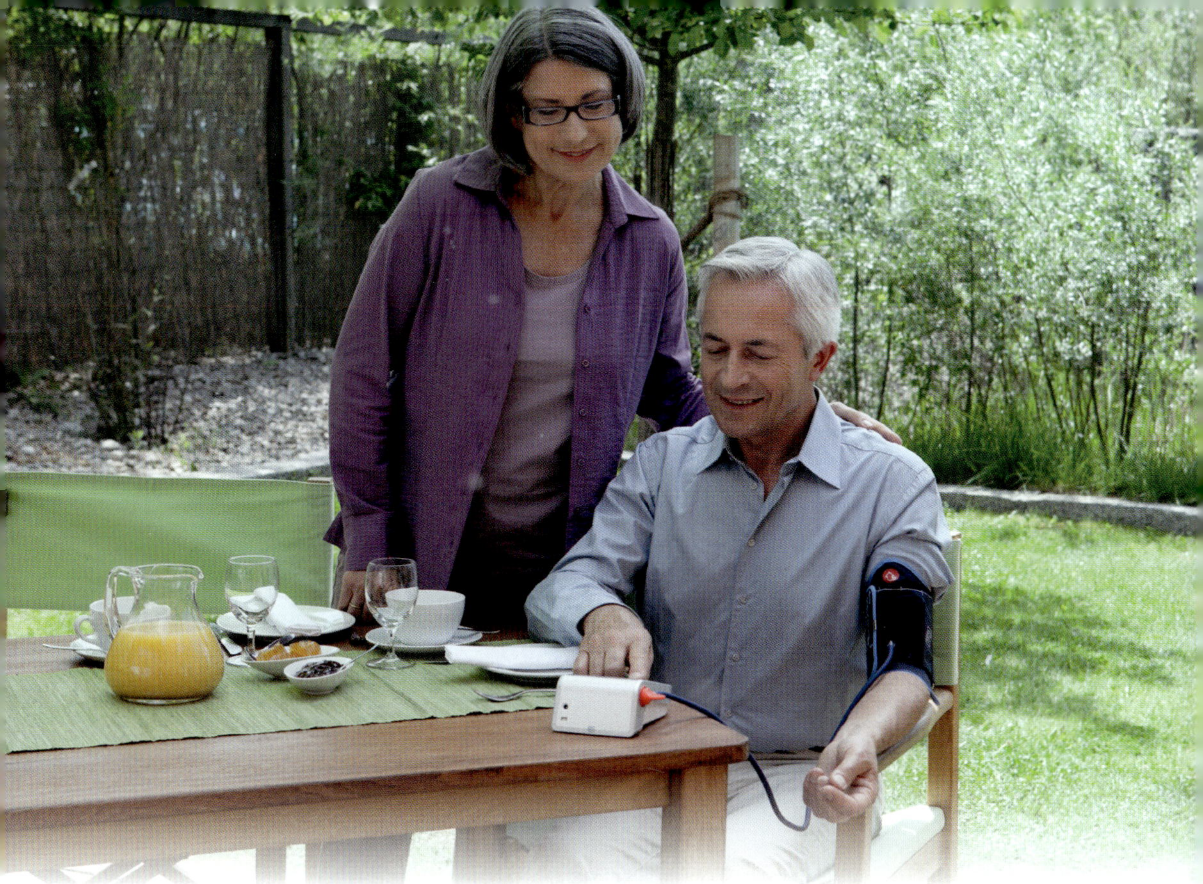

Tensoval®
duo control

- **Höchste Messgenauigkeit**
  dank Duo Sensor Technologie
- **Klinisch validiert** durch
  internationale Standards

Tensoval®
mobil

- **Bestätigte Messgenauigkeit**
  durch anerkannte Institutionen
- **Handlich**

Tensoval®
comfort

- **Zuverlässiges** Messergebnis
- der **bedienungsfreundliche**
  Klassiker

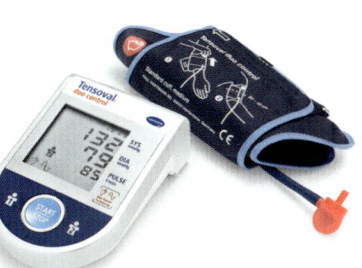

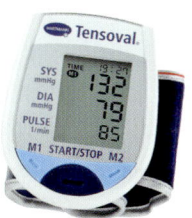

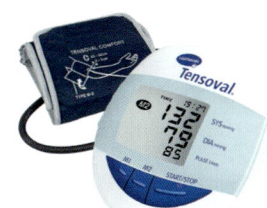

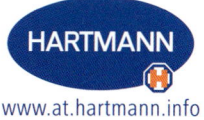

Erhältlich in Apotheken und im Sanitätsfachhandel.

PAUL HARTMANN Gesellschaft. m.b.H. · IZ NÖ Süd Straße 3 · Postfach 110 · 2355 Wiener Neudorf · Österreich

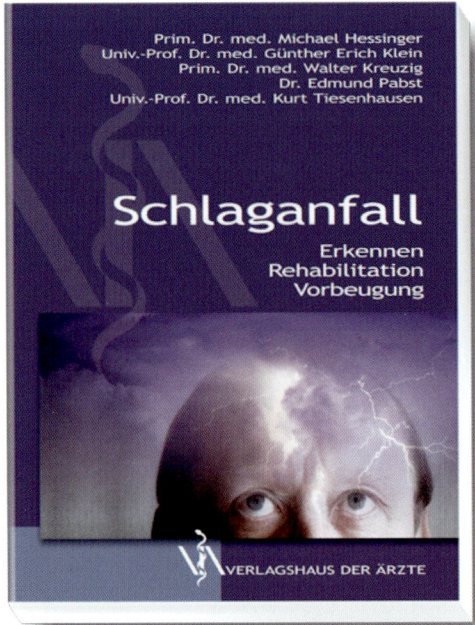

94 Seiten, zahlr. Farbabb., Format 16.5 x 22 cm, brosch., ISBN 978-3-99052-024-6

Hessinger / Klein / Kreuzig / Pabst / Tiesenhausen

Schlaganfall
Erkennen - Rehabilitation - Vorbeugung

Der Schlaganfall ist eine häufige und oft bedrohliche Erkrankung, die jeden von uns treffen kann. Allein die Liste der betroffenen Hollywood-Größen ist elitär: Mary Pickford, Bette Davis, James Cagney, Cary Grant, Kirk Douglas, Richard Burton, Grace Kelly, Elizabeth Taylor, James Garner oder Sharon Stone.

Dieses Buch soll Betroffenen und Angehörigen helfen, sich in kurzer Zeit einen Überblick über Ursachen, Folgen, Untersuchungsmethoden und Behandlungsmöglichkeiten zu verschaffen.

Es soll aber auch Hoffnung geben, die Erkrankung und ihre Folgen mit den heutigen medizinischen Möglichkeiten meistern zu können.

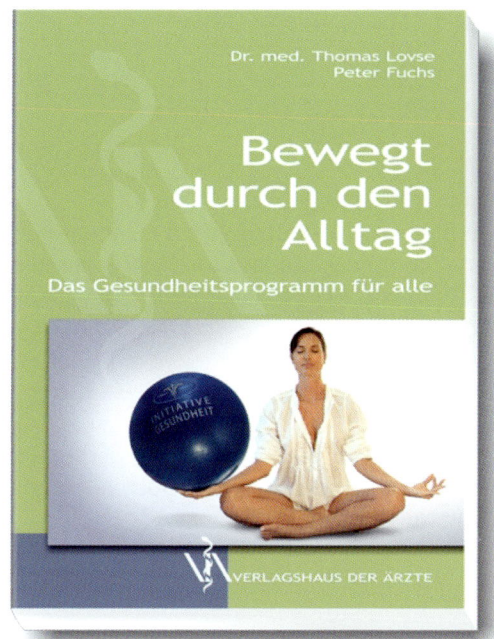

104 Seiten, zahlr. Farbabb.,
Format 16,5 x 22 cm, broschur.,
ISBN 978-3-99052-032-1

Thomas Lovse / Peter Fuchs

Bewegt durch den Alltag
Das Gesundheitsprogramm für alle

Wer keine Zeit für regelmäßige Sportstunden hat oder diese Zeit nicht investieren will, findet in diesem Buch Möglichkeiten, wie man auch in kurzen Zeiteinheiten effektive körperliche Betätigung in den Alltag einbauen kann und eine deutliche Verbesserung der Vitalität erreicht. Denn es geht nicht um Höchstleistungen, sondern um regelmäßige und zielgerichtete Bewegung, um den Körper gesund und fit zu halten.

Alle Übungen sind detailliert beschrieben und bebildert und können von jedermann leicht umgesetzt werden. Ein praxistaugliches, auf den Erfahrungen des Teams der Therme Bad Waltersdorf in der Steiermark fußendes Vitalprogramm, das auch bislang körperlich Inaktive begeistert.

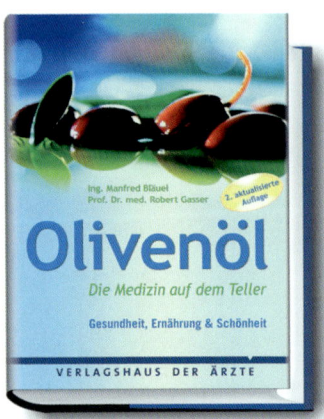

160 Seiten, zahlr. Farbabb.,
Format 16.5 x 22 cm, brosch.,
ISBN 978-3-902552-93-8

Manfred Bläuel / Robert Gasser

Olivenöl
Die Medizin auf dem Teller

Die Liebeserklärung an die Olive

Kaum eine Frucht symbolisiert die Lebenswelt des mediterranen Raumes so sinnlich wie die Olive. In ihr steckt aber weit mehr. Olivenöl ist als Schönheitselixier genauso bekannt wie als Medizin, vor allem bei Übergewicht, Diabetes, Bluthochdruck oder Herz-Kreislauf-Erkrankungen.

Regelmäßig kommen neue Forschungserkenntnisse hinzu, die in diesem Buch auf aktuellem Stand vorgestellt werden.

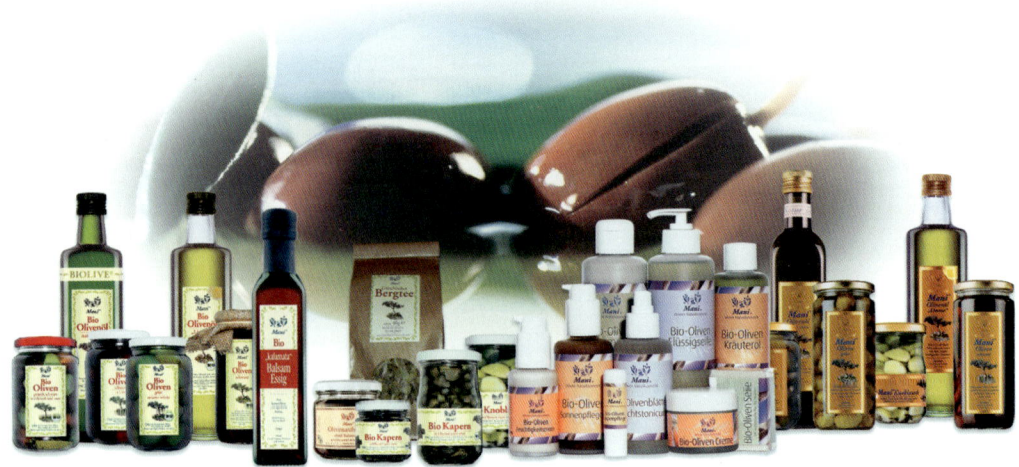

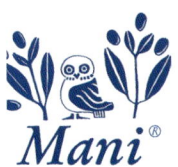

Bezugsquelle für Mani®-Olivenprodukte
Ing. Manfred Bläuel
Seidengasse 32, A-1070 Wien
Tel. ++43/1/522 08 24, Fax ++43/1/522 08 41
E-Mail: office@mani.at
Internet: www.mani.at